基金项目：
国家科技支撑计划重大项目(2006BAK01A14)
部队卫生与疾病防控应用性研究项目(13BJYZ26)
国家自然科学基金项目(41375154、21277007、21477003)
中国科学院大气物理研究所大气边界层物理和大气化学国家重点实验室开放课题(LAPC-KF-2014-04)

传染病监测预测与优化控制

黄顺祥　要茂盛　徐　莉
刘　峰　关彩虹　吴　凯　著

科学出版社
北　京

内 容 简 介

传染病是威胁人类生命健康最大杀手之一，一直备受关注。新的传染病不断出现，一些老的传染病时有卷土重来之势，生物战、生物恐怖导致传染病疫情暴发的可能性不可轻视。传染病监测、疫情预测与控制三者相互关联，如何基于实际监测结果快速、准确地进行疫情预测？如何基于传染病疫情监测与预测结果进行科学控制？又如何通过监测、预测与控制三者的相互反馈信息，提出最优控制方案使疫情发展引起的损失和控制代价最小？如何实现传染病一体化防控？以上都是传染病疫情防控领域的科学技术难题。本书从传染病监测、疫情预测和疫情优化控制三个方面较系统和深入地论述了传染病疫情防控中的若干关键科学问题，其中大部分属于原创性研究成果，在本书中首次公开。

本书紧密联系重大传染病疫情防控实际，具有前沿性、理论性、技术性和系统性等特点，属于生物气溶胶、生物统计学和控制论的交叉学科，可供传染病防控领域的科研人员、管理人员、高校教师和研究生阅读，同时也是控制论领域科研人员的有益参考书。

图书在版编目(CIP)数据

传染病监测预测与优化控制/黄顺祥等著. —北京：科学出版社，2016.1
ISBN 978-7-03-044169-0

Ⅰ. ①传… Ⅱ.①黄… Ⅲ. ①传染病防治-监测 Ⅳ. ①R184

中国版本图书馆 CIP 数据核字(2015)第 081315 号

责任编辑：罗 静 刘 晶/责任校对：郑金红
责任印制：徐晓晨/封面设计：北京美光设计制版有限公司

科学出版社 出版
北京东黄城根北街 16 号
邮政编码：100717
http://www.sciencep.com
北京凌奇印刷有限责任公司印刷
科学出版社发行 各地新华书店经销
*
2016 年 1 月第 一 版 开本：B5 (720 ×1000)
2025 年 1 月第四次印刷 印张：9 3/4
字数：196 000

定价：75.00 元

（如有印装质量问题，我社负责调换）

前　言

传染病作为生命健康第一大杀手，一直肆虐着人类，带来无数次深重灾难。随着时代变化和科技发展，汽车、轮船、飞机等交通工具大大缩短了人们交往的距离，给每个人的生活带来了极大方便，同时也为传染病大范围快速传播提供了新的传播途径，使得任何地方出现传染病就可能引起全球暴发。但随着信息科学和生命科学的飞速发展，人们对传染病的防控能力大幅提高。传染源、传播途径、易感人群是传染病传播和流行的三个环节，理论上若完全切断其中的一个环节，就可防止该种传染病的发生和流行。但要完全切断某一个环节几乎是不可能的，所以目前采取切断主要传播环节为主导的综合措施来防控疫情。

本书针对传染病疫情防控，在致病微生物采样和检测、传染病疫情预测和传染病疫情优化控制三个方面进行了系统的研究，提出了大容量气-液生物气溶胶采样、自动静电场采样、免疫金标检测、硅纳米线生物气溶胶实时监测等技术和方法，发展了疫情监测和病程模型，建立了具有控制变量的传染病模型(SEIR-CV)、具有免疫期的传染病模型(SEIRS-SI)和空间非均匀性传染病模型(SHEM)，提出了 SEIRS-CV 模型和 SEIRS-SI 模型多参数快速反演方法，建立了基于自然控制论的传染病疫情优化控制模型(DOCM)，提出了基于伴随算子原理的 DOCM 模型快速求解方法，应用 SARS、甲型 H1N1 流感和常规流感进行模型验证性模拟。本书作者力求清晰地表述疫情预测和优化控制问题的基本理论及求解思路，给出详细的模型建立及求解方法理论推导过程，以飨读者。

本书的出版得到了国家科技支撑计划重大项目(编号：2006BAK01A14)、部队卫生与疾病防控应用性研究项目(编号：13BJYZ26)和国家自然科学基金项目(41375154、21277007、21477003)的资助，在此一并致谢。中国科学院曾庆存院士对本书疫情优化控制和多参数反演方法部分进行了指导，作者在此表示衷心的感谢。同时，作者还特别对上海海洋大学杨靖亚博士在副溶血弧菌耐热直接溶血毒素单克隆抗体制备、北京大学申芳霞博士及其合作者在硅纳米线生物传感器检测生物气溶胶的工作致谢。

本书作者来自于不同专业领域，书中提出了一些新的思想和概念，力求通过相关专业领域的融合，为实现传染病监测、疫情预测与疫情优化控制一体化奠定理论基础。但由于本书作者对该领域的研究深度和广度均有限，加之时间仓促，如有不妥、错误和遗漏之处，衷心希望大家批评指正！

作　者

2015 年 12 月

目　　录

第 1 章　绪　　论

在世界迅速全球化的今天，以传染病为主的生物危害正以惊人的速度蔓延，全球任何一个角落暴发的传染病都可能引发全球警觉(王慧娜，2011)。目前，传染病仍是当今世界范围内引起人类死亡的重要原因，而且人类正面临着与传染病抗争的新形势：新传染病的出现、旧传染病的复燃、致病微生物对抗生素耐药性的增加，都严重威胁着人类健康。同时，随着国际政治、经济的发展，重大公共卫生事件频发，蔓延迅速，严重影响了人类社会的正常生活。2002 年 11 月，严重急性呼吸综合征(SARS)在中国广东首先暴发，并于 2003 年 3 月初输入北京，随之在北京迅速扩散，同期也引起在世界范围内的暴发流行，其中，广州、香港、北京及台湾地区 SARS 疫情尤为严重。据世界卫生组织估计，SARS 对全球经济造成了约 300 亿美元的损失。2009 年 4 月，甲型 H1N1 流感疫情在全球暴发，6 月 11 日世界卫生组织宣布其预警级别为流感警戒最高级 6 级。甲型 H1N1 流感除了造成直接的人员伤亡和巨额医疗费用外，也间接地严重影响了社会经济、民众心理和社会安定。

传染病监测、预测与控制是传染病防控工作的核心内容。致病微生物气溶胶实时应急监测、传染病疫情快速准确预测和疫情优化控制均属世界性难题。环境中致病微生物气溶胶浓度低，易扩散，有效采样难；常规生物气溶胶监测技术灵敏度低、检测时间长，难以进行生物气溶胶实时在线甄别和痕量监测；常规疫情预测模型参数宏观粗略，不能清晰地反映与环境、防控措施之间的复杂关系，预测精度低，难以为疫情防控决策提供具体建议，不能用于防控措施的评价与优化；传染病疫情错综复杂，难以建立定量描述防控措施与防控效果之间复杂关系的优化控制模型，且当该模型与非线性动力学方程组相耦合时，常规优化算法无法实现快速求解。应用单分子水平生物传感技术对致病微生物进行快速、痕量监测；根据监测结果，构建预警指标体系，进行疫情准确预测；根据预测结果，提出疫情预警；根据预警信息，提出传染病疫情控制方案，并对控制方案进行优化，使疫情控制代价最小。因此，重大传染病监测、预测与优化控制是一个复杂的系统工程，既是本领域内需要突破的科学技术难题，又是当前亟须解决的重大实际问题。

1.1　引　　言

传染病肆虐人类的历史达数千年，是对人类危害最大的疾病。近年来，全球传染病发病率大幅度回升，流行、暴发事件不断，一些被认为早已得到控制的传染病卷土重来，同时又新发现了数十种传染病(WHO，2007)。1995 年全世界共死亡 5200 万人，其中 1700 万人丧生于各种传染病；传染病仍是人类的第一杀手，人类正面临着种种传染病长期而严峻的威胁。传染病的预防和控制仍是世界各国乃至全球的一个突出重点。面对传染性强、致病率高、传播迅速的传染病，要想有效控制，不仅要重视病原微生物及其发病机理、传播途径等定性和微观研究，还要重视传染病模型在揭示其发展过程、传播规律和发展趋势的定量及宏观控制方面的作用。寻求对传染病能有效预测和控制的最优策略，研究传染病监测预测与优化控制基本理论，对有效控制传染病、阻止传染病蔓延、减少对人民群众的健康危害和社会的经济损失，具有十分重要的现实意义。

1.1.1　传染病基本概念

传染病(infectious diseases)是指由病毒、细菌和真菌等病原体或原虫、蠕虫等寄生虫感染人或其他生物体后所产生且能在人群或相关生物种群中引起流行的疾病(杨绍基，2008)。传染性病原体中大部分是致病微生物，主要包括细菌、病毒、立克次体、衣原体、支原体、螺旋体、真菌等。

多年来，人们从不同角度对传染病进行分类，以满足不同研究方向以及传染病管理与控制的需要。临床医学研究通常按主要临床表现和受影响的器官将传染病分为消化道感染、呼吸道感染、中枢神经系统感染、心血管系统感染等；微生物学研究常按病原微生物的类别将传染病分为细菌性感染、病毒性感染、寄生虫感染、立克次体感染、衣原体感染等；由于传播途径是研究和有效控制传染病的重要切入点，因此按传播途径对传染病进行分类也是人们常用的方法，一般可分为接触传播、经水和食物传播、空气传播和媒介传播等，在本书的传染病监测预测与控制研究中，主要针对空气传播传染病。

1.1.2　人类对传染病的认识与控制历程

传染病一直伴随着人类的生存和发展，威胁着人类的健康。从某种意义上说，人类的历史也是一部与传染病斗争的历史。在这场似乎没有尽头的斗争中，人类对传染病和人体自身有了越来越深入的认识，积累了大量的传染病预防和控制的经验。

1. 对传染病发生的认识历程

人类对传染病的认识过程大致可分为三个阶段。

第一阶段，引发对传染病的认识与寻求治疗的基础阶段。

人类在中古时代就已经观察到某些疾病的传染现象，并将这类疾病看成是特殊的疾病，如瘟疫，这是对传染病最初的认识。公元前 116 年，古希腊医生猜测沼泽地区的空气中存在许多微小动物，能侵入人体而发生疾病；两千多年前，我国中医认识到有些发热性疾病与一般因受寒引起的热性病不同；明代末期，我国著名医学家吴有性明确提出关于温病的病因、传播途径、传染方式、流行特点和治疗原则，形成了初步的传染病学理论(赵书刚，2007)；1546 年，弗拉卡斯托罗出版了《关于传染病》一书，第一次提出了“传染病”的概念(Beretta，2003)；1673 年，列文·虎克制造并使用光学显微镜来观察细菌，这为科学家弄清传染病的病因提供了关键的技术手段。但 18 世纪之前，人类还处于对传染病的认识、思考阶段，还没有具备积极预防和预测传染病大规模暴发的能力。

第二阶段，传染病的有效控制和主动预防阶段。

18～20 世纪初，传染病仍是导致人类死亡的主要疾病。经过大量科学家的努力，20 世纪中后期，安全饮用水的供应、抗生素的发明和使用、疫苗的出现和计划免疫的实施、卫生知识的普及等措施成为现实，使得传染病得到了有效的控制。这个阶段是传染病医学及其控制理论与应用研究的重要阶段。

1)病原机制

19 世纪末至 20 世纪初，由于显微镜的发明和病原微生物的发现，结束了传染病认识与防治的经验时期，人类开始进入能初步控制和预防传染病的阶段。19 世纪，法国科学家巴斯德在研究葡萄酒腐败变酸的问题时，发现微生物发酵是其主要原因，由此联想到一些疾病可能与微生物有关，转而研究传染病。1878 年，他明确指出传染病本质上是由于某些微小生物的存在，而且他通过显微镜观察到了这些微生物。巴斯德的工作表明：细菌是传染病的根源，细菌的传播会造成传染病的蔓延，如果能查明细菌寄生处从而消灭它们，就能战胜传染病。这就是最初确立的“细菌学说的病因论”(张文根，1998)。之后，德国医学家罗伯特·科赫发明了固体培养基，阐明了细菌分裂方法并创建了细菌染色方法，从而揭开了炭疽杆菌、伤寒杆菌、结核杆菌、霍乱弧菌等病原细菌的真面目，证明这些细菌是引起这些疾病的真正根源。罗伯特·科赫进一步提出了判断某种微生物是否为一种传染病的病原微生物的原则——“科赫氏法则”(曹茂开和汪美先，1991)。这不仅避免了人类关于传染病的表述危机，而且预示着传染病学真正成为一门科学。

2)消毒杀菌技术

继细菌之后，人类逐渐发现了各种与传染病相关的病原微生物，随后开始了杀灭病原微生物、进行治疗及预防传染病的预防医学的研究和发展。1848 年，世界上最大、人口最多的城市——伦敦暴发严重霍乱疫情，病死人数超过 14 000 人；1853 年，霍乱卷土重来，约翰·史劳通过将发病案例逐个标在伦敦地图上的方法，得出地下水源严重污染是造成伦敦霍乱原因的结论。1859 年，伦敦地下排水系统开始改造，地下水污染现状得以治理，同时成功解决了引发霍乱的病因，成为人类历史上通过整治环境水道抑制急性传染病暴发的第一案例(毛利霞,2007)。1865年，英国外科医生李斯特采用消毒法对伤口和手术切口进行消毒灭菌，这一技术使得外科手术后死亡率下降了近70%(赫丰年,1982)。通过环境整治和消毒技术,杀灭病原微生物中间宿主,人体外环境得到逐步改善,各种传染病得到明显抑制。控制传染病的革命性变革，使得人类感染传染病的疾病方向有了明显变化。

1910年，德国科学家、“化学疗法之父”艾利希发现能够特异性杀灭病原微生物的药物“606”，用以治疗梅毒患者，开创了人类利用化学物质治疗传染病的先河(董驹翔，1989)。1928年，英国科学家弗莱明发现青霉的抗菌特性，后经钱恩和弗洛里将青霉素分离出来，1942年应用临床，第二次世界大战期间挽救了大量染病战士的生命(张帆，2008)。至今，每年都发现和制造出新的抗生素，药物治疗使传染病死亡率大大下降。

3)免疫接种预防

预防传染病的另一有效手段是接种疫苗。中国是最早使用疫苗的国家。11世纪，中国天花流行，人们把天花病人皮肤的结痂取下、捣碎，放入未感染者鼻腔，通过鼻腔黏膜的毛细血管吸进人体，从而有效预防天花；16世纪，此技术得以完善，总结为《太平痘苗》(刘锡琎，1978)。1796年，英国医生琴纳发明了牛痘疫苗；19世纪后，牛痘逐渐普及，为人类消灭天花起到了至关重要的作用(刘学礼，2002)。19世纪末，法国科学家巴斯德进一步制成狂犬病疫苗、霍乱疫苗、炭疽疫苗；1954年沙克成功研制了脊髓灰质炎活疫苗；1961年科学家又发现了减毒活疫苗；目前，人们已能研制各种基因疫苗。疫苗的研制逐渐深入完善，许多曾严重肆虐人类的传染病得到有效预防和控制(寇毅，2006)。

第三阶段，传染病呈现新趋势，威胁人类健康及国家安全阶段。

传染病是自然界的产物，其发展变化随着人类活动和环境的变化而变化。受全球化的影响，全球温度升高，城市化进程加快，人类生活方式改变，传染病的发生、发展也呈现出许多新的特点。

1)新发传染病不断出现

近年来，过去已经控制的疾病如霍乱、鼠疫、疟疾、肺结核等开始重新出现，传染性非典型肺炎、禽流感等新型传染病频发，世界上时有发生的生物恐怖事件更加重了新发传染病问题的严重性。传染病再次成为重要的公共卫生安全问题呈现在人类面前。美国疾病预防控制中心(CDC)在《健康防护目标》中指出：美国新千年面临的健康安全威胁中，排在首位的就是新发传染病。新发传染病因病原体种类繁杂，传播途径各异，感染方式复杂多变，危害大，容易造成跨国界、跨洲界甚至全球性传播，也日益成为全球重要的健康威胁因素。近30年来，世界范围内共有新发传染病40余种，平均每年约有1种以上新的传染病出现，我国陆续发现的有20余种，如表1-1所示。提高对新发传染病的防控能力是目前传染病发展趋势向人类提出的重要课题(李庆虹，2010)。

2)呼吸道传染病疾病明显增多

近年来出现的40多种新发传染病中，经呼吸道传播疾病明显增多，其病种数约占新发疾病的1/ 4，且在全球各地都有暴发和流行，人类普遍易感，发病率和病死率较高。1999 年世界卫生组织公布的导致死亡的前10种传染病中，有4种属于呼吸道传染病。呼吸系统传染病仍是危害人类健康的主要传染病。

3)“新兴病毒”引发的高致病性传染病威胁着人类

近20多年来，20余种新型病毒性高致病性传染病严重威胁着人类健康(刘元旭等，2013)，如SARS病毒、H5N1高致病性禽流感病毒、埃博拉病毒、拉沙病毒、人类免疫缺陷病毒、尼帕病毒等，医学上称这些病毒为“新兴病毒”(emerging virus)。病毒具有普遍性、依赖性、适应性、顽固性和难预防等特点，病毒性传染病通常无特效药物控制，且难以研制出普遍有效的疫苗，因此高致病性“新兴病毒”引发的传染病一旦暴发流行，将严重影响人类的生命安全，这为传染病的监测、预防和控制提出了更大的挑战。

4)现代传染病呈现全球化趋势

随着全球范围内人口流动的日益频繁，传染病也易于随之扩散。现在，人们在国家间旅行所需的时间往往比传染病的潜伏期还要短。频繁的人口流动使得传统的地域隔离方式无法阻隔传染病的流行，也使得一国暴发的传染病会迅速地传播到其他地区；全球化高致病性新、老传染病的交错出现，威胁着人类健康，使得传染病对国家安全和国际关系产生深远影响(龚向前，2006)。

2. 传染病防控策略的发展历程

1)流行病学规律指导防控

传染病流行环节、流行特征及影响因素等流行病学规律研究，是掌握传染病本质、找到疾病薄弱环节、有效控制传染病蔓延并采取针对性防治对策的重要内容和依据，是促进和保障人类健康，达到预防、控制和消除传染病的重要手段。1850年全世界第一个流行病学学会“英国伦敦流行病学学会”成立，标志着流行病学学科的形成。19世纪末至20世纪初，随着统计学的发展，流行病学有了飞速的发展。医学家们总结出，在人群中发生、传播及终止的传染病流行过程需要传染源、传播途径和易感人群三个基本条件(三环节)，并受社会因素、自然因素的作用及影响(两因素)；进一步指出“三环节”为传染病流行提供了可能性，而“两因素”则是决定传染病流行能否形成的动因。这是传染病研究史上又一具有历史性的贡献，也是目前预防传染病的基本策略(李立明等，2008)。俞东征(2004)总结了最近三四十年人类与传染病作斗争的经验，明确提出“传染病是地球生态体系的组成部分”的观点，指出传染病预防和控制的一般策略应“把传染病控制

表 1-1　我国法定传染病主要特征与分类管理（参见《中华人民共和国传染病防治法》，2013 年最新修订）

序号	法定类型	疾病名称	传染途径				特征与管理要求		
			呼吸道	消化道	血源及接触性	虫媒及自然疫原性	是否急性、慢性	病原体类型	管理规定
1	甲类传染病	鼠疫	√		√	√	急性	鼠疫耶尔森氏菌	强制管理
2		霍乱			√	√	烈性、急性	霍乱弧菌	
3	乙类传染病	传染性非典型性肺炎	√				严重急性	冠状病毒	严格管理
4		人感染高致病性禽流感	√	√	√	√	急性	高致病性禽流感病毒	
5		病毒性肝炎		√	√		急性、慢性	肝炎病毒	
6		艾滋病			√		急性	艾滋病病毒	
7		脊髓灰质炎		√			急性	脊髓灰质炎病毒	
8		麻疹	√				急性	麻疹病毒	
9		流行性出血热				√	急性	流行性出血热病毒	
10		狂犬病			√		急性	狂犬病病毒	
11		流行性乙型脑炎				√	急性	乙脑病毒	
12		登革热				√	急性	登革热病毒	
13		炭疽		√	√		急性	炭疽杆菌	
14		细菌性和阿米巴性痢疾		√		√	急性	志贺菌属	
15		肺结核	√	√			慢性	结核杆菌	
16		伤寒和副伤寒		√			急性	伤寒杆菌	
17		流行性脑脊髓膜炎	√				急性	流脑双球菌	
18		百日咳	√				急性	百日咳杆菌	
19		白喉	√				急性	白喉杆状杆菌	
20		新生儿破伤风			√		感染性	破伤风杆菌	
21		猩红热	√				急性	溶血性链球菌	
22		布氏杆菌病	√	√	√	√	慢性	布鲁氏杆菌	
23		淋病			√		急性、慢性	淋病双球菌	
24		梅毒			√		慢性	梅毒螺旋体	
25		钩端螺旋体病			√	√	慢性	致病性钩端螺旋体	
26		血吸虫病		√	√		急性	寄生虫	

续表

序号	法定类型	疾病名称	传染途径				特征与管理要求		
			呼吸道	消化道	血源及接触性	虫媒及自然疫原性	是否急性、慢性	病原体类型	管理规定
27	乙类传染病	疟疾				√	急性	寄生虫	
28		甲型H1N1流感（原称人感染猪流感）	√		√			流感病毒	2009年4月30日卫生部新列入乙类，但采取甲类传染病的预防、控制措施
29	丙类传染病	流行性感冒	√				急性，传播迅速	流感病毒	严格管理
30		流行性腮腺炎	√				急性	腮腺炎病毒	
31		风疹	√		√		急性	风疹病毒	
32		急性出血性结膜炎			√		急性	病毒	
33		麻风病	√		√		慢性	细菌	
34		流行性和地方性斑疹伤寒				√	急性	立克次体	
35		黑热病				√	慢性	原虫	
36		包虫病				√	慢性	寄生虫	
37		丝虫病				√	慢性	寄生虫	
38		其他感染性腹泻病			√	√	急性	病毒、细菌、真菌、原虫等多种病原体	
39		手足口病	√				急性	E V病毒	2008年5月2日卫生部列入丙类管理
40	非法定传染病	军团病	√					军团菌	呼吸道传染病
41		天花	√		√		急性	天花病毒	WHO 已宣布灭绝，但历史上影响大

的重点放在疾病侵袭人类之前”。关注全球生态环境和社会因素的改变，严密监控高致病性传染病病原微生物的发展，“重视传染源管理、切断传播途径、保护易感人群”构成了当前传染病一般性预防控制措施的重要内容。

2) 传染病防控策略的发展

首先，随着对传染病认识的不断加深，控制传染病的观念在不断改变。传染病的全球化流行趋势，日益体现了传染病的全球化控制策略的重要性。传染病不是仅靠个人的预防措施就能控制，更需要集社会力量共同阻断传染病流行的最薄弱环节，在更广泛的地域上、更宏观的理念上强化管理和控制。对传染病的被动防御行为必须向主动进攻转变。分级制定传染病“控制”、“消除”、“消灭”的防控目标，提高传染病的宏观管理与控制水平是新时期传染病控制策略的特征之一。

其次，适应传染病新的控制策略理念，定量化研究传染病及其传播机制显示出明显的优势。传染病数学模型研究经历了简单确定性模型到复杂随机模型，单因素变异模型到多因素复杂变异模型，一般目标的预测控制模型到寻求更加经济、有效的综合效果最优模型的发展过程，形成了现今更倾向于实际，更加周全地考虑到时滞因素、年龄结构、隔离影响、空间迁移或扩散、人口变动和传染病在多个群体间传播、交叉感染等模型因素的定量化研究阶段。目前主要的传染病控制模型有：对传染病进行隔离的模型，具有接种的模型，具有隔离和免疫的模型等。Revelle 等(1967)首次将最优控制理论应用到传染病的控制中，讨论了怎样使得疾病传播和控制代价达到最小的最优控制策略；随后 Taylor(1968)、Hethcote 和 Waltman(1973)、Swan 和 Vincent(1977)等进一步研究，将免疫、观察、诊断、治疗、隔离等疾病的控制策略作为控制变量，对多种传染病的控制建立了最优控制模型，应用动态规划和 Pontryagin 极大值原理等方法给出了最优控制求解。近些年来，最优控制理论已经被广泛应用到流感、SARS、甲型 H1N1 流感等疾病的传播和控制研究中。传染病病原微生物监测、预测和优化控制理论日益成为传染病综合防控、宏观管理的重要依据。

1.1.3 疫情防控意义

在科学认识传染病发病机理、发生发展过程和控制策略的前提下，有效控制传染病对人类社会带来的危害，是人类共同的心声。在医学家和其他学科科学家的共同努力下，目前已建立了一系列预防、控制、医治传染病的有效方法和措施。传染病知识宣传普及、环境清洁化处理、计划免疫、物理隔离、灭菌消毒、抗生素使用等医学控制策略，以及强调监测、预测、预警和优化控制的宏观管理控制策略显现出人类在与传染病斗争中的智慧和力量。实现对传染病的客观控制和管理是 21 世纪传染病防控取得突破性进展的必然途径，也是人类和传染病进行斗争的有效手段。

1.2 历史上重大传染病事件

传染病在人与人、动物与动物或人与动物之间相互传播，具有流行性和反复性，发病率高，对人体健康危害极大。纵观人类数千年的文明史，传染病对人类历史的发展进程产生了深远影响。

1.2.1 天花的消灭

天花是一种极其古老的全球流行性疾病，对人类健康危害很大，持续流行的时间很长。公元前1100多年，印度、埃及出现急性传染病天花。公元前3世纪至公元前2世纪，天花在印度和中国流行。公元165~180年，罗马帝国天花大流行，近1/4人口感染死亡。公元6世纪，欧洲天花流行，10%人口死亡。17～18世纪天花在西半球肆虐，当时欧洲的天花病死率为10%，而美洲高达90%。19世纪中叶，中国福建等地天花流行，病死率超过50%。1900~1909年，俄国因天花死亡50万人。1977年，最后一例自然发生的天花在索马里被治愈。1980年，世界卫生大会批准1979年12月召开的全球消灭天花委员会最后一次会议所作的“全世界消灭天花”的决议和报告，宣布全世界已将危害严重的天花消灭。天花成为20世纪第一个被人类消灭的传染病。

1. 天花病毒及其特征

天花的病原体是天花病毒(Variola virus)。天花病毒为DNA病毒，属于痘病毒科脊椎动物痘病毒亚科正痘病毒属(*Ortbopoxvirus*)。天花病毒大小为250nm×150nm，含有编码约200个不同蛋白质的双链DNA分子，是已知的最大病毒基因组之一。正痘病毒感染特别委员会在1994年和1999年的会议上已建议，除了美国CDC与俄罗斯VECTOR的2个WHO合作中心(即储存天花毒种的实验室)外，任何机构不应被允许拥有天花病毒20%以上的病毒DNA。

天花病毒在自然环境中较为稳定，经空气、飞沫传染或皮肤接触传播，污染衣服与物件等也能间接传播，如呈气雾状时，在未暴露于阳光或紫外光的情况下，该病毒可保存其感染性数小时以上。人是天花病毒的唯一宿主，感染后出现突然寒战、高热、头痛、四肢和腰背酸痛、高度乏力等严重的全身症状，继之循序成批出现皮疹，病情重、病死率高。目前，控制天花的综合措施包括病例识别和隔离、接触者与病例周围人群免疫、接触者监测，以及隔离接触者中发热人员等。由于天花的潜伏期一般为7~19天，相对时间较长，在暴露4天内进行免疫接种均能防止或减少临床病例的出现。

2. 天花病毒保存现状

WHO 曾呼吁最迟在 2002 年年底销毁剩余的库存天花病毒。而 2001 年“9 •11”事件及随后的炭疽事件使得 WHO 认为还有必要继续保存活病毒，究其原因有：①获得更多天花病毒分离株的末端区域基因序列；②继续研究、验证和检测天花病毒感染的方法；③开发治疗天花的新药；④开发副作用更小的疫苗来预防天花感染；⑤建立天花的动物模型，用于评估药物和疫苗的效果及其他常规用途。

美国 CDC 保存有 451 个天花病毒分离株，科研人员检测了其中的 49 个病毒株，发现有 45 株能在培养细胞中复制；之后对这 45 株病毒进行 PCR-RFLP 分析，建立起这些毒株间的亲缘关系树状结构图。而俄罗斯 VECTOR 挑选了其保存的 122 个天花病毒分离株中的 55 个进行检测，发现有 32 株保持活性，他们对其中的 21 个分离株进行了 PCR-RFLP 分析。WHO 天花研究顾问委员会要求从目录中删除那些已被证实失活的毒株的名称，同时提取这些毒株的 DNA 以备将来研究的需要。

1.2.2 鼠疫大流行

鼠疫又名黑死病，是一种人畜共患的自然疫源性疾病，是对人类造成灾难性影响的烈性传染病，全球范围内曾发生过 3 次毁灭性的鼠疫大流行，夺走近 2 亿人的生命，给当时社会带来重大灾难。

1. 鼠疫耶尔森菌及其特征

鼠疫耶尔森菌(*Yersinia pestis*)是鼠疫病原体，又称鼠疫杆菌。鼠疫杆菌传播途径多，可经鼠蚤叮咬皮肤、呼吸道飞沫和消化道等传播。鼠疫是典型的自然疫原性疾病，一般先流行于鼠类及其他野生啮齿动物之间，借助鼠蚤叮咬而传给人。野生啮齿类(尤其地鼠)是鼠疫杆菌天然的脊椎动物储存宿主。

2. 鼠疫流行现状

20 世纪 80 年代以来，鼠疫流行出现死灰复燃现象。1980~1997 年，全世界有 26 个国家报道人间鼠疫病例 30 069 例，其中死亡 2478 例。鼠疫疫源地范围不但未能缩小，反而通道不断扩大。WHO 专家委员会指出，鼠疫在局部地区随时暴发的可能性不能排除。我国是世界上仅有的几个存在活跃鼠疫疫源地的国家之一。鼠疫是我国法定的甲类传染病。自 2000 年人间鼠疫在我国呈暴发流行趋势后(发病人数达 254 例)，近年来鼠疫疫情有所缓解，据国家卫生部统计，2002~2006 年间我国鼠疫发病人数、病死人数，总体呈下降趋势，目前人间鼠疫病例维持在散发状态。

1.2.3　SARS 暴发

传染性非典型肺炎，即严重急性呼吸综合征(severe acute respiratory syndrome，SARS)，是一种呼吸系统新发传染病，2002 年 11 月首先发现于中国广东省，波及亚洲、欧洲、美洲等 29 个国家和地区。2003 年 3 月 17 日，世界卫生组织建立了全球网络实验室，开始了 SARS 病原体检测联合攻关；2003 年 4 月 16 日，世界卫生组织宣布，SARS 的病原体是一种新的冠状病毒，并将其命名为 SARS 冠状病毒(SARS-CoV)。2003 年 7 月 5 日，世界卫生组织宣布全球首次 SARS 流行结束。据 WHO 统计，截至 2003 年 7 月 31 日，全球共发生 SARS 患者 8098 例，774 例死亡，给疫情流行国家和地区带来巨大经济损失。之后，又陆续发生几起 SARS 感染事件，包括：2003 年 9 月和 12 月新加坡、中国台湾分别确诊 1 例实验室感染 SARS 病例，2004 年 3~4 月中国北京发生一起因实验室感染引起的 SARS 暴发疫情。

1. SARS 冠状病毒及其特征

SARS-CoV 属冠状病毒科冠状病毒属，RNA 病毒，主要通过近距离飞沫传播、气溶胶、密切接触和肠道等传播，人群不具有免疫力，普遍易感(曾光，2003)。

2. SARS 防控现状

2003 年 SARS 首次在我国暴发，由于初期没有得到足够的认识，使得 SARS 在早期传播很快。暴发期主要按传染病的特点进行综合防治，尚无特效治疗药物，疫苗处在临床研究阶段(尹卫东，2006)。流行病学资料表明，SARS 患者恢复后，有较强的免疫力，未发现再感染病例(俞东征，2009)。后期，随着对 SARS 危害的严重性有了一定认识，人们研究了 SARS 传播与防控模型，为疾病的预测、预防和控制提供了参考信息(杨玉华，2006)。同时，中国政府也加大控制力度，人为因素对 SARS 传播的影响占据了主导地位，使 SARS 传播得到有效控制。做好野生动物和饲养人员 SARS 病毒感染状况的监测，加强从事 SARS 工作的实验室管理，是防控 SARS 再次出现的重要措施。

1.2.4　人感染高致病性禽流感(H5N1 亚型禽流感)

1997 年 5 月，中国香港地区的一个养鸡场出现该区域首例禽流感病例。随后，禽流感病毒迅速蔓延，大批家鸡感染该病毒后死亡。1997 年 8 月，香港一名 3 岁男童因感染 H5N1 亚型禽流感而死亡，是全球首个人感染 H5N1 亚型禽流感病毒病例。截至 2006 年 10 月，全球共发生 3700 余起 H5N1 亚型禽流感疫情，亚洲、非洲 10 国共确诊 252 例人感染高致病性禽流感病例，死亡 148 人，病死率 57.7%(张洪君和穆念河，2005）。我国的高致病性禽流感疫情分布涉及15个省份41个县，不仅对家禽养殖业和禽类产品出口造成毁灭性打击，而且严重影响旅游等其他行业，造成重大经济损失。

1. H5N1亚型禽流感病毒及其特征

禽流感病毒属于正黏病毒科甲型流感病毒属，基因组为单负链线状RNA，主要引起禽、人、畜共患的急性传染病。

禽流感病毒感染潜伏期短(潜伏期一般为1～3天，通常在7天以内)，传染性强，传播迅速(梁万年，2007)。感染人的禽流感病毒型别主要为H5N1、H9N2和H7N7亚型，其中H5N1亚型禽流感病毒引起的病例病情重、病死率高，具有高致病性(戚中田，2004)。高致病性禽流感病毒毒力较强，引发的传染性变态反应(Ⅳ型变态反应)是导致进行性肺炎、急性呼吸窘迫综合征(ARDS)和多器官功能障碍综合征(MODS)等严重并发症的根本原因。人对禽流感普遍易感，12岁以下儿童发病率较高，病情较重。患者一般表现为从呼吸系统到败血症休克等多种症状，严重者可致死。

禽流感传染源主要为患禽流感或携带禽流感病毒的禽类，特别是感染H5N1亚型病毒的家禽和迁徙的候鸟，鸟类迁徙行为在禽流感自然传播中起到重要的作用；人类感染病例多有与病、死禽接触史。H5N1亚型禽流感病毒不耐热，喜寒冷和潮湿，阳光中的紫外线对病毒有一定的杀灭作用(禽流感病毒在阳光下只能存活24～28 h)；病毒颗粒的感染性在粪便中可保持1周，在水中可保持1个月。

2. 禽流感防控现状

禽流感已成为重要的突发公共卫生事件，国际动物卫生(兽医)局将禽流感列为动物A类传染病。2001年美国“9·11”事件后，禽流感被国际上列为反生物恐怖的重要目标。我国2004年修订的《传染病防治法》已将“人感染高致病性禽流感”列为乙类传染病，按甲类传染病进行管理；农业部将其列为甲类人畜共患传染病进行监测。禽流感的科学研究已被我国纳入国家规划。目前已研制出禽流感疫苗和干预药物，并制定了增加社会距离等强化干预手段以减缓人感染高致病性禽流感大流行的进程。

1.2.5 新型流感疫情频发

流行性感冒(简称流感)是由流感病毒引发的一种急性呼吸道传染病，可周期性引起世界性大流行。近半个世纪以来，流感病毒发生过三次大变异，引起三次世界性大流行：1957年出现的甲2(H2N2)亚型，导致“亚洲流感”暴发；1968年出现的甲型H3N2流感病毒，引发“香港流感”暴发(波及美国)；1977年出现甲型 H1N1 流感病毒。三次流感流行高峰导致全球 40%的人发病，引发各种肺炎并发症，致使 2500 万～5000 万人死亡。

2009 年，新型流感——甲型 H1N1 流感再次发生大流行。疫情最初只是 2009 年春季在墨西哥和美国发生局部流行，之后的一年中在全世界范围内流行。WHO 于 2009 年 4 月 26 日宣告新型流感疫情已构成国际关注的突发公共卫生事件，并连续在 4 月 27 日、4 月 29 日、6 月 11 日，将全球流感大流行预警级别分别由 3 级提升至 4 级、5 级和 6 级。甲型 H1N1 流感传播非常迅速，WHO 首次通报后不到 6 周，疫情已波及全球六大洲。据 WHO 统计，截至 2009 年 12 月 27 日，已有 208 个国家和地区报告了实验室确诊病例，至少有 12 220 人因此死亡。这是进入 21 世纪以来人类经历的第一场流感瘟疫。

1. 流感病毒及其特征

流感病毒分为三型：甲型、乙型和丙型。其中，甲型流感病毒易发生变异，且传染性强，传播迅速，易导致流感大流行。甲型流感病毒根据 H 和 N 抗原不同，又分为许多亚型，H 可分为 17 个亚型，N 可分为 10 个亚型，只有 H1N1、H2N2 和 H3N2 亚型主要感染人类，其他亚型的自然宿主是多种禽类和动物。

流感为急性呼吸道传染病，主要表现为骤发高热、头痛、全身酸痛、乏力及轻微呼吸道症状，流行进展迅速、传播广泛，且并发症严重。流感病毒可经空气飞沫和接触传播，人群普遍易感。流感病毒的致病性与人群中保护性免疫水平、毒株的毒力、新病毒抗原的变异程度有关。流感病毒抵抗力较弱，不耐热，室温下感染性很快消失，对干燥、日光、紫外线及乙醚、甲醛等敏感，酸性条件下更易灭活，但冷冻干燥后活性可长期保存。

2. 流感防控现状

早在 1948 年，WHO 就建立了全球流感监测网络，并高效运作至今。1981 年，我国重新加入此监测网。WHO 的流感监测网主要汇总和分析各国上报流感实时流行及病毒株的状况，并检测病毒株的抗原性和遗传特性。

在流感治疗药物方面的研究表明，扎那米韦(zanamivir)和奥司他韦(oseltamivir)用于治疗和预防流感临床有效，但证据局限于某些特定人群的治疗和全部人群的预防部署(Cooper，2003)。扎那米韦为吸入剂，1994 年进行临床试验，目前已在澳大利亚、欧洲及北美洲获得批准；奥司他韦(商品名达菲，Tamiflu)为第一个口服抗流感病毒药物，已在瑞士、加拿大和美国获得批准，它还有助于控制禽流感病毒(陈执中，2008)。第二个口服抗流感病毒新药帕拉米韦(RWJ-270201)已于 1999 年进入临床试验。2009 年 4 月 30 日，经国务院批准，我国卫生部发布公告(2009 年第 8 号)，将甲型 H1N1 流感纳入《中华人民共和国传染病防治法》

规定的乙类传染病，并采取甲类传染病的预防、控制措施；同时，将甲型 H1N1 流感纳入《中华人民共和国国境卫生检疫法》规定的检疫传染病管理。

1.3 传染病的特点

人类往往根据传染病特性来寻求其病理机制、产生根源和防控措施。传染病的主要特点包括：病原体、传染性、流行性和感染后免疫性等，有些传染病还具有季节性或地方性。

1.3.1 病原体

传染病的病原体是指能引起疾病的致病微生物和寄生虫的统称。每一种传染病都是由特异性的病原体所引起的。病原体侵入宿主机体后能否致病，取决于病原体的特征、数量及其侵入门户，其中病原体的特征对病原体的致病性及其表达方式具有重要意义。在各种传染病中，以细菌和病毒感染最多见。常见的致病细菌有伤寒杆菌、痢疾杆菌、脑膜炎球菌、白喉杆菌、百日咳杆菌等；常见的致病性病毒有麻疹病毒、乙脑病毒、肝炎病毒、脊髓灰质炎病毒、狂犬病毒、艾滋病病毒等。尽管不断有传染病病原体的致病机制和播散规律被现代生命科学所揭示，但目前仍有某些传染病的病原体还未完全研究清楚。

1.3.2 传染性

传染性是传染病的基本特征，是其区别于非传染性感染疾病的主要依据。它是指病原体从宿主排出体外，通过一定方式，到达新的易感染者体内，使其呈现特定感染症状和病理现象的过程。传染病患者有传染性的时期称为传染期，每种传染病都有较固定的传染期，在此期间患者会排出病原体，进而污染环境和传染他人。不同传染病的传染性大小和危害性不同，传染性的强弱与病原体的种类、数量、毒力、人的免疫力状态等因素有关。了解每种传染病传染性的大小，一方面有利于疾病的诊断和预防，另一方面可作为采取隔离措施的重要依据。

1.3.3 流行性

传染病在人群中发生、发展、传播及转归的全部自然经过称为流行过程。不同传染病的流行过程具有不同的强度和广度。同时，传染病的流行过程在自然和社会因素的影响下，通常表现出季节性和地方性。传染病的季节性往往与温度、湿度的改变有关，如流行性乙型脑炎、疟疾和肠道传染病一般多发生于夏秋季，而呼吸道传染病则多见于冬春季。地方性是指某些传染病或寄生虫病，因其中间宿主受区域地理环境、气候条件、人民生活习惯等因素影响，常局限于一定的地理范围内流行的现象。例如，长江流域尤其湖泊河网地区适于钉螺孳生，因而血吸虫病在我国南方多见；而流行性出血热却在我国东北、西北、华北地区广泛流行。

1.3.4 感染后免疫性

人体感染病原体后，无论显性或隐性感染，机体均能对病原体及其毒素产物产生特异性免疫应答，获得不同程度的免疫力。特异性抗体一般具有保护作用，在一定时间内可保护机体不再受该病的感染。自然病程后的免疫属于自动免疫；通过人为转移抗体获得的免疫为被动免疫。由于病原体的抗原性不同，感染后免疫的强弱和持续的时间随不同传染病而异。通常，病毒性疾病感染后免疫性持续较长(流感例外)，细菌性疾病感染后持续时间较短(伤寒例外)，而蠕虫感染不产生保护性免疫，因此常会引起重复感染。

1.4 传染病流行的基本条件与病程规律

1.4.1 基本条件

传染病的发生和传播需要具备三个基本条件(又称三个基本环节)：传染源、传播途径和易感人群。这三个条件是多种因素促成的，既包括自然的，也包括社会的，三者相互联系，缺一不可。

1. 传染源

传染源(source of infection)为体内有病原体生长、发育、繁殖并能排出病原体的人或动物。患者和病原体携带者、受感染的动物都可作为传染源。病原体还可来源于非人类的传染源，如水源(霍乱)、食物源(痢疾)、土壤(军团菌病)等。

1)患者

患者在多数情况下是重要的传染源，也称显性感染者。不同传染病的传染期有差异，但多数以潜伏期和临床症状期患者传染性最强。为防止传染病的播散，患者的隔离期应参照有关的传染期执行。

2)病原体携带者

病原体携带者包括病后期携带者、健康携带者和隐性感染者，没有或临床症状不明显，但常常是重要的传染源。例如，流脑、乙型病毒性肝炎等的隐性感染者，病原体在体内有繁殖，并能排出体外。发现和处理病原体携带者及隐性感染者是防止传染病流行的重要步骤。

3)动物源

人畜共患的传染病是当今人类较难以控制的疾病，如流感、病毒性出血热、狂犬病等。受感染的动物多与人类生活息息相关，如家禽、家畜、啮齿类。动物可能发病，也可能为病原体携带者。

2. 传播途径

病原体由传染源排出后，侵入易感者所经过的途径称为传播途径(spread of infection)。病原体通常具有两种传播方式，即内源性传播和外源性传播。患者自身皮肤、鼻腔或结肠等菌库中的微生物，通过局部或血流传播到身体其他部位，称为内源性传播。病原体从体外感染的方式称为外源性传播。传染病的传播途径几乎都是经直接或间接外源性传播的结果，其主要传播途径如表 1-2 所示。

表 1-2　传染病的主要传播途径

传播途径		传播方式	疾病举例
直接接触	人-人	皮肤或黏膜接触	传染性单核细胞增多症、性传播疾病
	土壤	经伤口和擦伤	破伤风、炭疽
	水	从皮肤渗透	血吸虫病
	空气传播	喷嚏、痰、灰尘、气雾剂	麻疹、百日咳、流行性脑膜炎、流行性感冒、军团菌病
	粪/口传播	粪污染食物或饮料	细菌性和阿米巴痢疾、霍乱、肠病毒感染、甲型肝炎
	胎盘传播	母血	HIV 感染、CMV 感染、梅毒、疟疾、风疹
	医源性操作	注射针头	乙型肝炎
间接传播	动物-人	叮、咬	疟疾、狂犬病、病毒性脑炎
		污染食物	流行性出血热、鼠疫、口蹄疫、疯牛病、沙门菌病

3. 易感者

对某种传染病缺乏特异性免疫力的人称为易感者(susceptible population)。传染病的流行取决于易感者在特定人群中的比例，即人群易感性。当易感者比例增高，同时有传染源和适合的传播途径时，该传染病易暴发流行。流行过后，人群中对该病的特异性免疫力呈现规律性的变化，即逐渐升高达一定水平后再逐渐减低至一定程度，传染病可再次流行，称为周期性流行。通常，儿童尤其婴幼儿由于缺乏特异免疫，是传染病的易感者；青壮年由于职业或工作环境与病原体接触机会较多而易受感染；机体免疫功能异常者对多种病原体易感。

1.4.2　流行过程的影响因素

传染病的流行依赖于传染源、传播途径和易感者三个环节的连接和延续，任何一个环节的变化都可能影响传染病的流行和消长。这三个环节的连接往往受到自然因素和社会因素的影响与制约。自然因素包括气候、温度、湿度、地理环境等，社会因素包括社会经济、文化教育、生活水平，以及公共卫生措施和劳动环境等方面。

1. 自然因素

气候、地理因素是影响传染病流行过程的最主要的自然因素。近年来，全球气候变暖带来了新的降雨格局，造成大量水洼，为蚊、蝇等病媒生物提供了理想的孳生场所，促进其繁殖生长，使得疟疾、登革热、乙型脑炎等虫媒疾病暴发和流行频繁，同时使原属温带、亚热带的部分地区变成了亚热带和热带，使局限于热带、亚热带的传染病蔓延至温带。气候变暖也使媒介昆虫和动物宿主的迁徙方式发生了改变。例如，伊蚊历来只能生活在海拔1000m以下地区，但由于气候变暖，现在在南美洲一些国家，可在海拔1350～2200m高度发现伊蚊。

2. 社会因素

社会因素包括人类的一切活动，如人们的卫生习惯、卫生条件、医疗卫生状况、生活条件、居住环境、人口流动、风俗习惯、宗教信仰、社会动荡等。近年来新发、再发传染病的流行，很大程度上受到了社会因素的影响。

(1)抗生素和杀虫剂的滥用，使病原体和传播媒介耐药性日益增强。以结核病为例，目前全球约有耐药结核分枝杆菌感染者1亿。1981~1995年，美国对抗生素出现抗药性的病例从2%上升到25%。而蚊媒对杀虫剂的普遍抗药，严重影响了灭蚊，从而引起了疟疾、登革热、黄热病等的流行。

(2)城市化和人口爆炸使人类传染病有增无减。城市化造成大量贫民窟的形成，贫穷、营养不良、居住环境拥挤、卫生条件恶劣、缺乏安全的饮水和食物，是传染病滋生与发展的温床。

(3)战争、动乱、难民潮和饥荒促进了传染病的传播和蔓延。例如，20世纪90年代苏联的解体和东欧的动荡局势使这些地区白喉严重流行。

(4)全球旅游业的急剧发展、航运速度的不断增快也有助于传染病的全球性蔓延。

(5)环境污染和环境破坏造成生态环境的恶化，森林砍伐改变了媒介昆虫和动物宿主的栖息习性，均可能导致传染病的蔓延和传播。媒介昆虫和宿主动物的特异性栖息习性也影响到相应传染病的流行。例如，野鼠鼠疫的传染源旱獭，只栖息在高山、草原；而肾综合征出血热传染源黑线姬鼠则栖息在潮湿、多草地区。

1.4.3 病程规律

各种传染病的发展过程均具有阶段性，即某种传染病特征性的综合症状、一定的潜伏期和病程经过，被称为病程(stages of infectious disease process)。

1. 潜伏期

潜伏期(incubation period)通常指从病原体侵入人体至开始出现临床症状以前的一段时期，相当于病原体在体内繁殖、转移、定位、引起组织损伤和功能改变导致临床症状出现之前的整个过程。各种传染病的潜伏期长短不一，一般与病原体感染的量成反比，短则数小时，长则数月或更长。例如，细菌性毒素性食物中毒，毒素在食物中已预先生成，则潜伏期可短至数小时；狂犬病的潜伏期取决于病毒进入体内部位(伤口)，与伤口至中枢神经系统的距离成正比。但每一个传染病的潜伏期都有一个范围(最短、最长)，并呈常态分布。

2. 前驱期

当某一传染病的特异性症状出现之前出现一些与其他传染病共有的一般性症状，如乏力、头痛、发热、食欲不振等，这些全身性的反应称为前驱期(prodromal period)。前驱期多为 1~2 天。某些传染病在此期即有很大的传染性，如麻疹、百日咳等。起病急骤者，则无前驱期。

3. 发病期(症状明显期、症状期)

度过前驱期后，此时病情逐渐加重，并逐渐表现出不同传染病所特有的症状和体征，称为发病期或症状明显期 (period of apparent manifestation)。例如，菌痢的发病期有阵发性腹痛、腹泻、黏液脓血便、里急后重等，此期间各传染病所特有的症状和体征通常都获得充分表达，患者排出病原体的量最多，传染性最强。因为此期患者需要治疗与护理，感染周围人的机会也较大。

4. 恢复期

机体免疫力增长至一定程度，体内病理生理过程基本终止，症状基本消失，临床上称为恢复期(convalescent period)。这时体温下降至正常，体力食欲逐渐恢复。但极少数患者由于治疗不彻底，还有复发或演变为慢性病原携带者的可能。恢复期患者体内可能还有残余病理改变或生化改变，病原体还未完全清除，许多患者的传染性还要持续一段时间，但食欲和体力均逐渐恢复，血清中的抗体效价逐渐上升至最高水平。此期患者仍有病原体排出，故仍应注意继续隔离。

以上四期仅典型病例可充分体现。也有许多传染病感染者，在度过前驱期后，随机转入恢复期，称为顿挫期(abortive type)。有些患者还会复发、再燃(复燃)。

5. 复发与再燃

有些传染病患者进入恢复期后，已稳定退热一段时间，由于潜伏于组织内的病原体再度繁殖至一定程度，使初发病的症状再度出现，称为复发(relapse)，常见于伤寒、疟疾、菌痢等病。有些患者在恢复期时，体温未稳定下降至正常，又再发热时，称为再燃(recrudescence)。

6. *后遗症*

传染病患者在恢复期结束后，机体功能仍长期未能复常者称为后遗症，多见于中枢神经系统传染病如脊髓灰质炎、乙型脑炎等。

本书在第 3 章传染病预测研究中，主要考虑传染病病程发展的前四个时期对传染病疫情发展的影响，进而构建动态传染病预测模型。

1.5 传染病监测预测与优化控制系统框架

1.5.1 技术体系

传染病监测预测与优化控制技术体系如图 1-1 所示，应用传感器技术和流行病调查手段，对传染病进行监测，根据监测结果，进行疫情预测，根据疫情预测结果和预警指标体系，对传染病疫情发展提出预警，根据预警信息提出传染病疫情控制方案，对控制方案进行优化，使其既能满足控制目标，又能使控制代价最小。

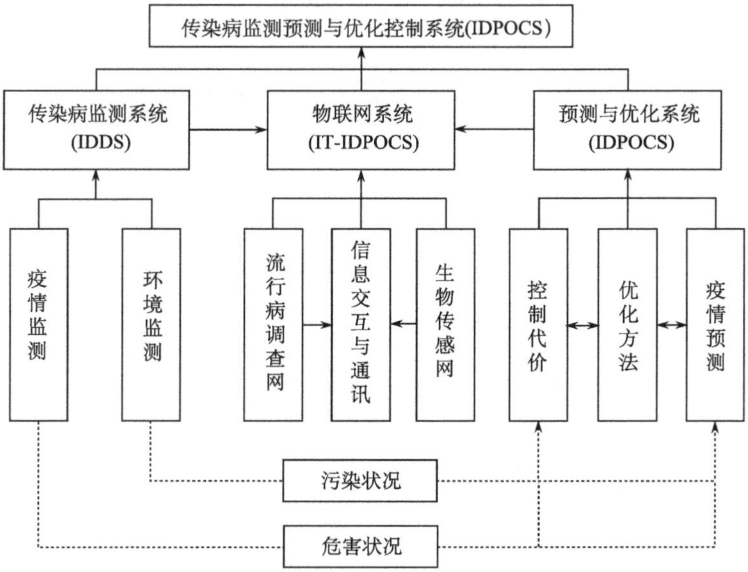

图 1-1 传染病监测预测与优化控制技术体系

1.5.2　系统架构

在传染病疫情中，控制措施越严，相应的控制代价就越大，感染者人数也就会越小，怎样才能使控制代价和感染者医治成本最小？这是一个优化控制问题。为此，笔者所在研究小组提出了传染病监测预测与优化控制系统的理论框架和技术系统（infectious disease detection，prediction and optimal control system，IDDPOCS）。该系统将传染病监测、预测与优化控制一体化，构成一个物联网，如图 1-2 所示，它包含两个分系统，一个为传染病监测系统（infectious disease detection system, IDDS），另一个为传染病疫情预测与优化控制系统（infectious disease prediction and optimal control system，IDPOCS），IDDS 与 IDPOCS 通过物联网进行信息的耦合与关联，并在物联网中通过数据处理最终完成传染病控制。

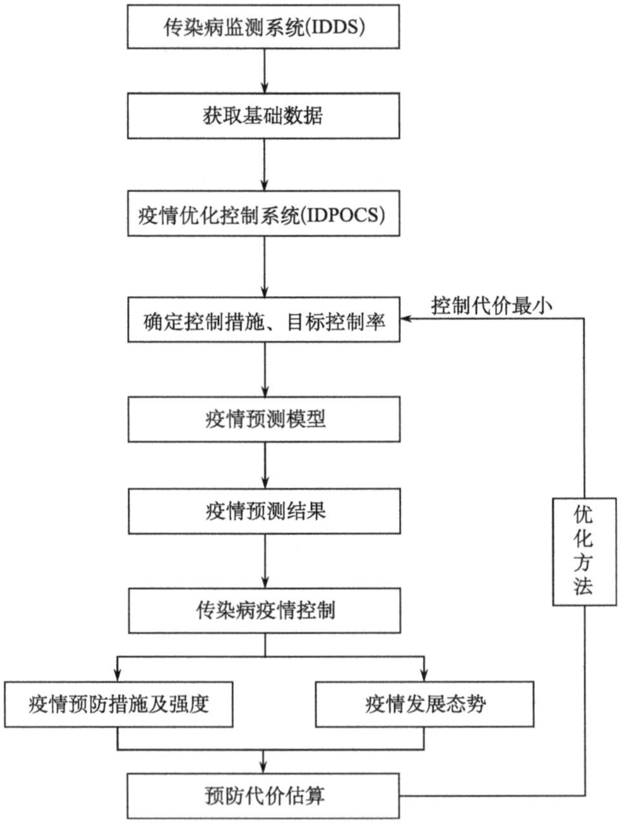

图 1-2　传染病监测预测与优化控制系统（IDPOCS）理论框架

IDPOCS 将传染病监测、预测与优化控制一体化，使之成为智能决策系统，以最小的代价控制传染病疫情发展，为决策部门提供关键技术支持。

1. 系统框架

传染病监测预测与优化控制系统理论框架如图 1-2 所示。IDDS 系统为疫情预测和控制提供潜伏期、发病期、疫情发展历史统计数据、流动人口、防护和洗消情况等基础数据，调用 IDPOCS 系统(包括传染病模型以及优化控制算法)，确定初始隔离率、目标控制率、控制措施生效时间、控制效率等参数，调用 IDPOCS 系统中的传染病模型，对传染病疫情发展进行预测，得出疫情预测结果，由疫情预测结果计算对应的预防代价和治疗成本，调用 IDPOCS 系统中的优化控制算法得出最优控制方案的定量指标，如目标隔离率、目标防护比例和目标洗消比例等。

2. 物联网架构

应用射频识别、红外感应、全球定位、信息交互和通讯、数值模型与系统无缝耦合等技术，建立传染病监测预测与优化控制物联网系统(internet of things system for infectious disease detection, prediction and optimal control, IT-IDDPOCS)，如图 1-3 所示。将传染病监测、预测和控制决策支持的相互耦合技术和内在关联，研发监测、预测与控制决策支持的接口技术，发展了混合编程和跨系统集成技术，实现传染病监测、预测与控制决策支持一体化。

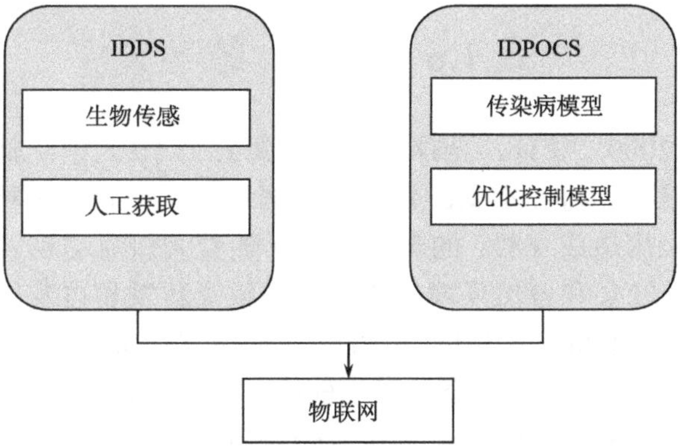

图 1-3　传染病监测预测与优化控制物联网系统框架

物联网利用 IDDS、IDPOCS 的相互耦合技术和内在关联，结合射频识别、红外感应、全球定位、信息交互和通讯、数值模型与系统无缝耦合技术，提供 IDDS、IDPOCS 的接口，使得 IDDS、IDPOCS 的信息一体化。

1.5.3　系统集成

系统集成技术路线如图 1-4 所示。该系统主要分为传染病监测系统(IDDS)和传染病疫情优化控制系统(IDPOCS)两大部分，这两个系统通过物联网实现在整个系统中的统一。在 IDDS 系统中，生物环境监测网和流行病调查网通过 IT-IDPOCS 将信息传给 IDPOCS 系统。

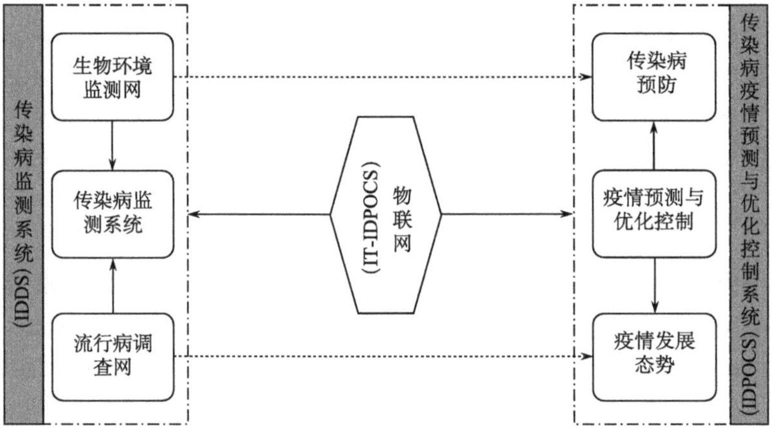

图 1-4　系统集成技术路线图

1.6　小　　结

根据 WHO (2009) 统计，全球范围内，每死亡 10 人中，就有 3 人死于传染性疾病、围产期情况和营养不良。传染性疾病造成了 51% 的寿命损失，特别在低收入国家，传染病造成 68% 的寿命损失。随着人口流动越来越频繁，国际间贸易的扩大，以及社会和自然环境的改变，导致了新发和再发传染病的出现。研究表明，在过去 50 年间，新发传染病的数量增长了 4 倍(王婧等，2010)。自 20 世纪 70 年代开始,新出现的传染病即以空前的、每年新增 1 种以上的速度被发现。中国是传染病高发国家，2008 年全国报告传染病发病率为 268.01/ 10 万，死亡率 0.94/ 10 万, 病死率 0.35%。发病数前 5 位的是病毒性肝炎、肺结核、痢疾、梅毒和麻疹，占报告发病总数的 92. 6%；死亡数前 5 位的是艾滋病、肺结核、狂犬病、病毒性肝炎和新生儿破伤风，占报告死亡总数的 94.9%。目前我国传染病的疫情主要有以下特点：①少数传染病已被控制或即将被消灭，如脊髓灰质炎、白喉、百日咳等；②过去已基本控制的一些传染病卷土重来，如结核、淋病、梅毒、血吸虫病等；

③新的传染病不断被发现，如 SARS、禽流感、猪链球菌感染等；④其他一些新发的传染病，至今没有分离到病原体或没有开展调查研究工作。在全球报告的 40 余种新发传染病中，2/3 的新发传染病在中国存在或可能存在(潜在)。

传染病事件形式多样、发生突然、难于处置、危害严重，已成为导致社会不安定的因素之一，受到世界各国的广泛重视。传染病监测对于防范突发疫情，在事前预防、事中检测到事后恢复的各个过程中均起着重要的作用。只有长期坚持生物危害监测，累计可靠环境数据，结合事件现场分析，才能为处理决策部门快速、准确地提供引起传染病疫情发生的生物污染物质类别、浓度分布、影响范围及发展态势等现场动态资料信息，为疫情快速处置、正确决策赢得宝贵时间，为有效地控制污染范围、缩短事件持续时间、将疫情的损失减到最小提供有力的技术支持。

对传染病的流行规律和预防控制策略研究需求的重要性和紧迫性日益突出。传染病监测的目的是为控制传染病进行决策、制订方案、措施的实施、效果评价和调整有关政策服务，最重要的是通过早期监测发现传染病的流行，及时采取控制措施。监测的基本公共卫生职能包括：支持病例监测、公共卫生干预、估计疾病或伤害的影响、描述卫生状况的自然史、确定疾病分布和传播、提出理论并展开调查、评估预防和控制措施、规划。除此之外，还有一个重要的职能是预测暴发。本书利用流行病动力学理论对传染病进行研究，建立新传染病模型，预测传染病的发展过程、流行规律和发展趋势，分析传染病流行的原因和影响传染病传播的关键因素，寻求对其进行控制和防治的主要措施，为人们确定防治决策、实现最优控制提供理论基础和技术依据。

参 考 文 献

曹保榆. 2004. 核生化事件的防范与处置. 北京: 国防工业出版社

曹茂开, 汪美先. 1991. 科赫氏法则在现代医学中的新思考. 医学与哲学, 12: 8-10

陈执中. 2008. H5N1 禽流感病毒及抗病毒新药的研究进展. 食品与药品, 9: 58-61

董驹翔. 1989. 磺胺的发明及启示. 医学与哲学, 2: 55-56

龚向前. 2006. 传染病全球化与全球卫生治理. 国际观察, 3:24-29

赫丰年. 1982. 李斯特成功的启示. 医学与哲学, 11: 8-10

寇毅. 2006. 略述疫苗三次革命. 中华医史杂志, 36(2): 104-108

李立明, 王艳红, 吕筠. 2008. 流行病学发展的回顾与展望. 中华疾病控制杂志, 12(4): 304-308

李庆虹. 2010. 基于临床信息的新发传染病诊疗系统与基于遗传信息的 HBV 个体化诊疗信息系统的设计. 北京: 军事医学科学院博士学位论文

梁万年. 2007. 流行病学进展. 北京: 人民卫生出版社: 1

刘锡琎. 1978. 中国古代的免疫思想和人痘苗的发展. 微生物学报, 1: 3-7
刘学礼. 2002. 叩响现代免疫学大门——琴纳牛痘接种术的发明. 生物学通报, 37(11): 59-60
刘元旭, 周琳, 周婷玉, 等. 2013. “新兴病毒”频现, 大城市成“易感区”. 人民文摘, 5: 51
毛利霞. 2007. 疾病、社会与水污染——在环境史视角下对 19 世纪英国霍乱的再探讨. 学习与探索, 6:223-228
戚中田. 2004. 禽流感病毒与人类禽流感. 中国科学基金, 18(2): 68-71
王慧娜. 2011. 几类传染病模型的定性分析与研究. 天津: 天津工业大学硕士学位论文: 1
王婧, 赵琦, 赵根明. 2010. 传染病监测和预警系统研究进展. 中国预防医学杂志, 11(7): 753-756
杨绍基, 任红. 2008. 传染病学(第七版). 北京: 人民卫生出版社
杨玉华. 2006. SARS 传染模型的研究与实证分析. 山东科学, 19(3): 57-60, 68
尹卫东. 2006. 突发传染病流行给疫苗企业带来的机遇与挑战. 中国制药发展高层论坛(科技篇)暨 2006 年全国医药工业技术年会专辑, 5
俞东征. 2004. 传染病的预防与控制. 北京: 化学工业出版社
俞东征. 2009. 人兽共患传染病学. 北京: 科学出版社
曾光. 2003. 关于传染性非典型性肺炎防制工作的几个问题. 疾病控制杂志, 7(3): 164-167
赵书刚. 2007. 从《温疫论》浅谈吴有性对传染病学的创新性贡献. 时珍国医国药, 18(9): 2332
张洪君, 穆念河. 2005. 14 种新发传染病流行特征及控制对策. 中国初级卫生保健, 4: 295-297
张帆. 2008. 青霉素的发现简史. 生物学教学, 7: 70-71
张文根. 1998. “细菌猎人”巴斯德及其科学研究方法. 生物学通报, 12: 20-21
Beretta M. 2003. The revival of Lucretian atomism and contagious diseases during the renaissance. Med Secoli, 15(2):129-183
Cooper N J, Sutton A J, Abrams K R, et al. 2003. Effectiveness of neuraminidase inhibitors in treatment and prevention of influenza A and B: Systematic review and meta-analyses of randomised controlled trails. British Medical Journal, 326(7401): 1235
Hethcote H W, Waltman P. 1973. Optimal vaccination schedules in a deterministic epidemic model. Mathematical Biosciences, 18(3-4): 365-381
Revelle C S, Lynn W R, Feldmann F. 1967. Mathematical models for the economic allocation of tuberculosis control activities in developing nations. American Review of Respiratory Disease, 96(5): 893-910
Swan G W, Vincent T L. 1977. Optimal control analysis in the chemotherapy of multiple myeloma. Mathematical Medicine and Biology, 39(3): 317-337
Taylor H M. 1968. Some models in epidemic control. Mathematical Biosciences, 3: 383-395
WHO. 2007. 2007 年世界卫生报告. 构建安全未来 21 世纪全球公共卫生安全. 日内瓦, 6
WHO. 2009. World Health Statics 2009. Geneva: World Health Organization: 47-48

第 2 章　致病微生物监测

传染病监测是持续、系统收集、分析并解释数据以支持公共卫生行动，并将在时间上分散的这些数据整合发布，为控制疫情方案制定、措施实施、效果评价和政策调整提供依据(曾光和郑锡文，1989；王婧等，2010)。传染病监测依据其监测对象和范围，可分为致病微生物监测和疫情监测。致病微生物监测的目的是及早发现传染病或传染源，并及时采取有效的防治措施，防止传染病的传入、传出及发生和流行。传染病疫情监测则是通过分析疾病的动态分布和变动趋势，为预测有关传染病的发生、发展和流行规律，控制和消灭传染病的流行、制定防治对策提供依据。致病微生物监测和传染病疫情监测相互关联，彼此促进。

2.1　致病微生物监测概述

随着社会经济的迅猛发展、城市人口的日益集中和社会活动强度的增大，突发传染病疫情逐渐增多，越来越受到人们的关注。这类生物事件形式多样、发生突然、处置困难、危害严重，已成为导致社会的不安定因素之一，受到世界各国的广泛重视。致病微生物监测对于防范突发疫情，在事前预防、事中检测到事后恢复的各个过程中均起着重要的作用。只有长期坚持致病微生物监测，累计可靠环境数据，结合事件现场分析，才能为处理决策部门快速、准确地提供引起传染病疫情发生的致病微生物类别、浓度分布、影响范围及发展态势等现场动态资料信息，为疫情快速处置、正确决策赢得宝贵的时间，为有效地控制污染范围、缩短事件持续时间、将疫情的损失减到最小提供有力的技术支持。

2.1.1　监测原理

致病微生物监测是指对特定环境、人群、病媒生物进行流行病学、血清学、病原学、临床症状，以及其他有关影响人体健康的致病微生物和病媒生物进行的调查和监测研究。致病微生物监测的方法，可分为对人员、环境的监测和对病媒生物的监测。对于人员的监测有观察法、调查法、诊疗法、健康检查法、检测法和联合监督等方法；对环境的监测主要是经常性实验室方法；病媒生物的监测包括对病媒昆虫和啮齿动物的生态调查、携带病原体检测及血清学监测。

1. 特定环境监测

在正常情况下，大气、水、土壤等环境中均存在大量的微生物，对维持生态系统平衡具有重要作用。当环境中的生物种群发生异常变化或环境中存在致病性微生物污染时，可对人体健康产生直接、间接或潜在的危害，甚至导致严重的公共卫生事件的发生。特别是当前随着环境污染的严重、全球气候的变迁，一些新的致病微生物不断涌现，如新型冠状病毒感染引起的非典型性肺炎，以及高致病性禽流感，都对人群健康造成严重威胁。

在传染病流行过程中，致病微生物必须经过外界环境的一定途径即传播途径，才能到达另一易感个体。这些环境中的因素包括水、空气、土壤、食物、植物与动物以及日常生活用品等，它们也被称为传播因素。有些疾病的传播途径可以是某些单一的传播因素，如麻疹等呼吸道传染病是通过空气飞沫传播；而有些疾病的传播途径则是由一系列传播因素构成，如肠道传染病可通过水、食物、蝇及日常生活用品等传播；甚至同一种疾病在不同情况下，可由不同的传播因素所传播。通过监测环境中影响致病微生物流行的各种传播因素变化情况，可以为传染病疫情监测、预测和优化控制提供基础数据与理论支持。

1）空气飞沫和尘埃

含有致病微生物的黏液或唾液飞沫，在患者讲话、咳嗽、打喷嚏时从鼻咽部喷出，初速度很大，顺风时可以喷得很远，除非空气中的湿度达到饱和，一般飞沫都在空气中蒸发，蒸发后剩下由蛋白质和细菌或病毒组成的核，核越大落地越快，越小越慢，这种小的飞沫核能在空气中漂浮，人吸入后被感染，称为空气飞沫传播。所有呼吸道传染病，如 SARS、流感、天花、白喉、猩红热、百日咳、水痘、流行性腮腺炎、Q 热等都是通过此方式传播，这种传播途径最易实现。但飞沫中含有的某些致病微生物具有高度的抗干燥性，其飞沫核落于地面变干后又随尘埃飞扬而吸入呼吸道，称为尘埃传播，这只在少数疾病中见到，如结核、白喉、Q 热等。空气中致病微生物的监测已成为传染病监测的重要内容之一。

室内空气中微生物的主要来源是人们在室内的生活活动，特别是室内存在溶血性链球菌、结核杆菌、白喉杆菌、肺炎球菌、金黄色葡萄球菌、流感病毒感染患者时，这些致病微生物在室内空气湿度大、通风不良、阳光不足的情况下，可在空气中保持致病性和较长的生存时间。空调冷却水如果受到军团菌污染，可以气溶胶形式散发到空气中造成感染，从多个城市 40 个单位分别采集了 200 多份中央空调系统的冷却水样，军团菌检出率分别为 72.73%、75%和 16.6%（许学斌等，2003；李振和潘春枝，2007；陈健等，2007）。

2）水源

经水传播的疾病能引起水型流行与水型暴发。水源污染可能引起霍乱、伤寒、副伤寒、细菌性痢疾、阿米巴痢疾、土拉菌病、布氏菌病、甲型肝炎等传染病流行。据报道，水环境(饮用水、地下水、地面水、废水)中已检测出的致病微生物达 36 种，其中有细菌 22 种，病毒 11 种，原生寄生虫 3 种(饶才鑫，1994)。各种致病微生物在水中生活的能力不同。细菌在水中存活时间与温度有关，如伤寒杆菌、痢疾杆菌在冰中能存活 6 个月。水源被污染的程度及频度、被污染水源的类型、供水范围、饮水卫生管理完善程度及卫生生活习惯等，都可影响致病微生物经水传播的频度和范围。据 WHO 的调查资料，发展中国家有 10 亿多人受到介水传染病的威胁，每年有 500 多万人死于通过水传播的疾病。介水传染病包括肠道介水传染病和吸入性介水传染病，其病因皆为水中的致病微生物。表 2-1 介绍了全世界范围内主要介水传染病的种类及其危害与分布。

表 2-1　主要介水传染病的种类及其危害与分布

病名	传染源	死亡率	分布	我国法定传染病等级
霍乱与副霍乱	霍乱弧菌与副霍乱弧菌	24h，10%~80%	印度、东南亚等	甲类
伤寒病	伤寒杆菌	10%	全球	乙类
副伤寒	副伤寒杆菌	低	全球	乙类
痢疾	各型痢疾杆菌	低	全球	乙类
阿米巴痢疾	溶组织阿米巴	低	全球	乙类
钩端螺旋体病	钩端螺旋体	低	全球	乙类
传染性肝炎	肝炎病毒(甲型、戊型)	0.2%	全球	乙类
脊髓灰质炎	脊髓灰质炎病毒(主要是人与人间传播，水为次要途径)	低	全球	乙类
血吸虫病	裂体吸虫	有高的可能	亚洲、非洲、南美洲	乙类
感染性急性腹泻	致泄性大肠杆菌、肠道病毒等	低	全球	丙类
军团菌病	军团菌	20%	全球	
鞭毛虫病	鞭毛虫	无		
隐孢子虫病	隐孢子虫	无		
麦地拉丝虫病	麦地拉丝虫	无	印度、中东、非洲等	
棘球虫病	线粒棘球绦虫	可致死	分布广	
绦虫囊虫病	绦虫	无	分布广	
兔热病	土拉弗朗西斯菌	5%	亚洲、非洲、欧洲	
霉菌病	致病性霉菌	无	分布广	
病毒血症	柯萨奇病毒			
喉头及结膜炎	腺病毒			

3) 食物

伤寒、副伤寒、细菌性痢疾等肠道传染病、部分呼吸道传染病及人畜共患的疾病如白喉、猩红热、布氏菌病、炭疽等均可经食物传播。当人食入被致病微生物污染或含有致病微生物的食品时就会感染。而食品在生产、加工、运输、储存和销售的每个环节中，均有可能受到致病微生物污染。食物作为重要的传播因素，与致病微生物特性、食物性质、污染程度、食用方式和人们的卫生习惯有关。

副溶血弧菌(*Vibrio parahaemolyticus*)为革兰氏阴性嗜盐杆菌，是一种重要的食源性致病菌，发病呈世界性分布，人们食用受该菌污染的食物后会引起腹泻、肠痉挛、呕吐等，重症患者还会脱水、休克昏迷，甚至死亡。国家食源性疾病监测网数据显示，我国微生物性食物中毒的病原分布发生了显著变化，特别是沿海省份，副溶血性弧菌引起的食物中毒，在发生规模及人群暴露规模方面呈明显上升趋势，已经高居微生物性食物中毒首位。副溶血弧菌是进出口水产品检测的重要项目，在饮用水、食品检测和食品中毒源调查、传染病源调查等工作中，也经常需要对该菌进行检测。笔者对副溶血弧菌的特异性检测进行了相关研究(参见本章“2.3.2 特异性单克隆抗体的制备”)。

4) 土壤

许多肠道传染病、寄生虫病、人畜共患的疾病及某些呼吸道传染疾病可经土壤传播。土壤被污染的原因有：传染源的排泄物、分泌物直接或间接污染土壤；因传染病死亡的人、畜尸体处理不当，污染土壤。污染土壤的各种致病微生物可经不同的方式侵入正常机体。肠道传染病及肠道寄生虫病主要通过手被土壤污染后，再经口感染人体；破损的皮肤接触污染的土壤可感染破伤风、炭疽和气性坏疽等。

5) 其他物品

传染源的排泄物或分泌物可能污染周围的日常生活用品，这种方式引起的疾病传播被称为日常生活接触传播。日常生活用品被污染的方式随病种不同而不同。例如，被沙眼衣原体污染的毛巾可传播沙眼，被炭疽杆菌、布鲁氏杆菌污染的动物皮毛可传播炭疽、布氏菌病等。

医源性物品有两种类型：一类是受污染的医疗器械、针筒、针头、穿刺针、采血器、导尿管等，可能引起乙型肝炎、艾滋病等传染病传播；另一类是生物医药研究和生产单位的生物制品受传染性致病微生物污染后，也可能引起传播。

2. 病媒生物监测

病媒生物是指能传播疾病的生物，一般是指能传播人类疾病的生物。广义的病媒生物包括脊椎动物和无脊椎动物。脊椎动物媒介主要是鼠类，属哺乳纲啮齿目动物；无脊椎动物媒介主要是昆虫纲的蚊、蝇、蟑螂、蚤等和蛛形纲的蜱、螨等。病媒生物不仅可以直接通过叮咬和污染食物等影响或危害人类的正常生活，更可以通过多种途径传播一系列的重要传染病。病媒生物性传染病是人类共同面临的严峻挑战之一。随着全球气候变暖，城市化进程的加快，旅游和贸易的快速发展，生态环境的不断改变，病媒生物种类、密度和分布等发生了新的变化，不仅原有的病媒生物性传染病范围扩大、发生频率和强度增加，而且一些新的病媒生物性传染病不断出现。

1) 机械携带的节肢动物

苍蝇、蟑螂能传播某些肠道疾病，它们只是简单、机械地“搬运”致病微生物，致病微生物在它们体内或表面均不能繁殖，通常仅存活 2~5 天。这些媒介生物在觅食时通过接触、反吐或随同它们的粪便将致病微生物排出体外，使食物或餐具等物品污染，进而感染人。

2) 吸血节肢动物

致病微生物在吸血节肢动物体内进行繁殖，有的还必须在其体内完成生活周期中的某一阶段，如疟原虫需要在蚊体内完成其有性生殖阶段。病原体在吸血节肢动物体内增殖或完成其生活周期的某一阶段后，才具有传染性，所需的这段时间称为外潜伏期。也就是说，吸血节肢动物感染致病微生物后需要经历一个外潜伏期，才具有向外传播的能力。

(1) 蚊。一种重要传播媒介，可传播疟疾、乙型脑炎、黄热病、登革热、丝虫病等。蚊对以上几种致病微生物所起的生物学作用不同。例如，对疟原虫来说，按蚊是终宿主，人是中间宿主，按蚊在疟疾的流行病学上起着决定性作用；而按蚊、库蚊是丝虫的中间宿主，微丝蚴在蚊体内只是成长发育，不繁殖，蚊的作用与前者不同。

(2) 蜱和螨。八足节肢动物，能传播病毒性疾病(数种脑炎)、立克次体病(恙虫病、Q 热、斑疹伤寒等)、螺旋体病(回归热)和细菌性病(土拉菌病)。蜱、螨在流行病学中的作用不同于其他媒介昆虫，其携带的致病微生物可在蜱、螨自身体内传代，而不需要其他中间宿主直接将致病微生物传给后代。

病媒生物监测是指以科学的方法，长期、连续、系统地收集鼠类、蚊类、蝇类和蟑螂等病媒生物，对其种类、数量、分布和季节变化等资料进行整理分析，并对结果进行解释和反馈，供卫生行政部门和疾病预防控制机构制定、实施、评价和调整病媒生物控制的策略及措施。

2.1.2 监测技术现状与发展

致病微生物监测是卫生防疫工作的重要内容，主要监测各种主要公共环境(空气、水源、土壤等)、传播媒介、人群中的致病微生物的浓度、传播和危害情况。致病微生物气溶胶是引起人畜感染的重要途径，易于扩散，危害面积较大。以下主要介绍空气中致病微生物即生物气溶胶监测技术发展现状以及笔者在该方面的研究成果。

1. 生物气溶胶采样技术

由于致病微生物易于气溶胶化在空中散布和传播，致病微生物种类多、感染阈值低，生物气溶胶采样成为致病微生物监测的重要环节。一个能够有效采集气溶胶或空气中生物粒子的采样器，对随后进行的检测与鉴别非常重要。生物气溶胶包括空气中的细菌、真菌、病毒和它们的派生物，在环境中普遍存在。暴露在这些生物气溶胶中可能产生严重的健康影响，诸如肺部损伤、哮喘加剧和其他传染性疾病。在各种环境背景下都存在着生物气溶胶暴露的风险，如孵化所、学校、办公楼、饭店和市郊车辆。在这些致病微生物中，真菌通常被认为是引起过敏性疾病、头痛、眼刺激、鼻出血、鼻窦充血和咳嗽的重要原因，所以发展生物气溶胶监测采样技术至关重要。

BioSampler、BioStage、静电场采样器和过滤式生物气溶胶采样器在生物气溶胶采样研究中应用得较为广泛（Rooks, 1948; Mainelis et al., 1999; Yao et al., 2005;Yao and Mainelis, 2006; 张惠力等, 2009; Tan and Shen, 2011）。

BioSampler 是一种常用的、典型撞击式采样器（气-液采样器）。通过克服采集颗粒的反弹作用和再气溶胶化问题，人们研制出了改进型撞击式采样器 AGI-30。该采样器限制对能够通过人体鼻黏膜颗粒的收集，采样流量为 12.5L/min。目前大容量采样被更多地应用于生物气溶胶的监测，特别是在应急状态下。在大容量气-液采集器当中，BioGuardine 空气采样器（InnovaTek, Inc., Richland,WA, USA）的采集流量可达 100 ~ 1000L /min，收集样品的液体体积为 10~15mL。Specter 公司（Kansas City, MO, USA）生产的 SpinCon 空气采样器可以在 450L/min 的流量下进行采样，采样液体积为 10mL。BioCapture 650 采样器（Meso-Systems Technology, Inc., Albuquerque, NM, USA）的采样流量为 200L/min，采样液总体积 5mL。劳伦斯-利莫国家实验室（Lawrence Livermore National Laboratory，LLNL）介绍了一种压缩式空气收集器（组合体积约 2.5L），采集流量为 225L/min，能够将大体积的空气转移至少量液体中（浓缩率），采样液体积为 1mL。从采样流量和采样液体积来讲，BioCapture 650 采样器具有较高的气溶胶浓缩率。

最近，出现了一种在原有系统上升级设计的湿壁气旋式生物气溶胶采样器，采样流量为 1250L/min，持续液体的流量是 1mL/min。该采样器采集气溶胶颗粒的最小尺寸是 1.2μm，对空气动力学直径（AD）范围在 2~10.2μm 的颗粒物的平均收集效率达 90%。尽管这些采样设备具有较高的气-液收集率，但是在某些应用领域中还存在便携性问题。同时，有关生物气溶胶暴露监测和评价的便携式微生物采样器的研究日益增多。之前有学者已通过对气溶胶化和自然环境中不同大小的生物气溶胶采集试验，研究了许多便携式采样器的物理学与生物学性能，如 SMA MicroPortable、BioCulture、Microflow、Microbiological Air Sampler(MAS-100)、Millipore Air Tester、SAS Super 180 和 RCS High Flow 等。

在研究不同环境的生物气溶胶暴露风险时，选择合适的生物气溶胶采样器是关键的一步。基于过滤原理的生物气溶胶采样方法由于具有便携和采集效率高等优点，已广泛应用于生物气溶胶的采样研究中。最近的研究表明，Anderson 采样器生物采集效率要显著优于过滤膜-Button 采样方法(Predicala et al.，2002)，并且 Anderson 采样器既适用于定量又适用于定性研究环境暴露风险，而基于过滤膜采样的方法主要适用于定性分析(Predicala et al., 2002)。笔者对生物气溶胶采样器进行了大量研究工作，自主研制了适用于不同环境、不同场所使用的系列采样器，包括矿物油膜大容量气液采样器、自动静电场采样器、个人呼出气采样器等，具体见本章“2.2 高效生物气溶胶采样器的研制”。

2. 生物气溶胶实时传感监测技术

传染病威胁日益严峻，SARS、禽流感等以空气传播为主的传染病扩散、蔓延更加迅速，使得用于暴露监测和分析的实时生物气溶胶监测传感器研究成为必需。

传统的细菌学、血清学-免疫学和分子生物学等方法不能完全满足对致病微生物监测的需要，因此现已广泛运用各种手段来提高检测的快速性、敏感性和特异性，其中基于生物传感器的检测是近年来发展较为迅速的方法，它具有许多其他检测技术无法比拟的优势，如检测对象的多样性、无试剂分析、操作简便等。根据生物活性物质的类别，生物传感器可以分为酶传感器、免疫传感器、DNA 传感器、组织传感器和微生物传感器等。根据检测原理，生物传感器可分为光学生物传感器、电化学生物传感器及压电生物传感器，其中光学生物传感器的应用很广泛，其检测方式有荧光、椭偏、干涉、折射、波导、表面等。除了上述分类方法，生物传感器还可以根据所监测的物理量、化学量或生物量而命名为热传感器、光传感器、胰岛素传感器等，或者根据其用途统称为免疫传感器、药物传感器等。

关于生物传感器，长期以来一直缺乏一个统一的定义，国际纯粹和应用化学协会给生物传感器推荐的定义为：生物传感器是一种独立的、一体化的装置，其生物识别元件(生物感受器)与换能器紧密结合在一起，能对样品信息进行定量或半定量的检测。生物传感器的研究始于美国的 Leland C. Clark Jnr 教授，他首次将葡萄糖氧化酶包埋在氧电极里面制成“酶生物传感器”用于葡萄糖的检测。经过半个多世纪的发展，生物传感器已经成为了一个非常活跃的领域，在医药卫生、食品检验和环境监测等各个领域引起了一场革命，其简单、快速和准确的特点打破了以往诸多分析手段。生物传感器通常包括可以特异识别目标物的生物敏感材料和用于固定该敏感材料的换能器件，而生物传感器的检测性能也主要是由换能器件的灵敏度和生物活性材料的固定效率来决定的。生物传感器的换能器件有许多类型，根据检测的信号来分类，有光学生物传感器(如忽逝波)、电化学生物传感器、热生物传感器、压电生物传感器等。

A. 检测对象和敏感材料

传染病病原微生物可供检测的对象是比较丰富的，其中有全芽孢、营养体或特异性蛋白，它们大都是采用免疫学的方法来检测，相应的敏感材料主要为抗体。此外，也有利用能同目标物特异性结合的配体来检测的情况，这些配体有多肽、适配子、改造的细胞、表面表达单链抗体的噬菌体和用于检测抗体的对应抗原等。

1)抗体和片段

抗体的制备技术已经历了三个发展阶段。第一阶段为多克隆抗体，它是由抗原直接免疫动物而获得的，是针对不同抗原决定簇产生的多种抗体的混合物。第二阶段为单克隆抗体，是由单一的 B 淋巴细胞克隆、针对单一的抗原决定簇产生的均一的免疫球蛋白，该技术是由 Kohler 和 Milstein 于 1975 年发明的，它通过 B 淋巴细胞和骨髓瘤细胞杂交而获得，既有 B 淋巴细胞合成专一抗体的特性，也有骨髓瘤细胞能在体外培养增殖永存的特性。与多克隆抗体相比，单克隆抗体具有理化性质均一、生物活性单一、与抗原结合的特异性强和亲和力高的优点，而且制备过程中所需的抗原用量少，重复制备的差异性小，便于人工处理和质量控制，可大批生产。第三阶段为基因工程抗体，开始主要是通过 PCR 技术获得抗体基因或抗体基因片段，将它们与一定的载体重组后导入到不同的表达系统而产生的。随着技术的发展，20 世纪 90 年代出现了噬菌体抗体技术，该技术有利于从成千上万个可能肽链中挑选与抗原结合能力最强的链段，然后通过化学合成或在重组的宿主内合成目的抗体或片段。

无论哪种类型的抗体，都是基于对形状的识别来捕获目标抗原，完整抗体的结构从功能上来分包含恒定区和可变区两部分，其中可变区为同目标抗原的结合部位。由噬菌体展示文库技术得到的抗体为不含恒定区的单链抗体，此外，也有为了修饰和检测的方便，采用胃蛋白酶等将抗体消解为仅含有同抗原结合部分的片段，得到单点和两点结合的抗体片段，如 Fab'和 $F(ab')_2$。在传染病病原的检测方面，传统意义上的抗体运用较多，它们既有用于直接检测传染病病原或营养体的单(多)克隆抗体，也有用于检测病原三种毒素蛋白的抗体，以及用于检测荚膜特有组分的抗体；除此之外，也有人用单链抗体来检测保护性抗原蛋白 PA。前文已提及，笔者在致病微生物单克隆抗体方面也进行了相关研究(具体参见本章“2.3.2 特异性单克隆抗体的制备”)。

2)适配子

20 世纪末核酸技术及其相关学科的发展给科学研究和人类生活带来了日新月异的变化，同时也更新了一些传统概念，如人们认为抗体一直是作为基础研究领域的检测分子和临床诊断用试剂，而被称之为适配子的一类具有抗体这种功能的核酸分子正逐渐进入这些领域。DNA 适配子(aptamer)是从一个随机单链寡核苷酸库中经体外 SELEX(systematic evolution of ligands by exponential enrichment)筛选技术筛选出来的、能与蛋白质和小分子的靶物质甚至金属离子特异结合且具有较高亲和力的一段寡核苷酸序列，这段寡核苷酸序列具有一定的空间构象，如假结、口袋、发夹、G-四聚体等二级结构，这些空间构象决定了适配子与靶物质的结合是结构依赖性，而不是序列依赖性，适配子这种与靶物质结合的特性同抗体与靶物质结合的特性非常相似。适配子是通过氢键、范德华力、形状互补与靶物质结合，形成适配子-靶物质的混合物。从随机库中筛选到的适配子对靶分子的特异性强，能够分辨出靶分子结构上细微的差别，甚至可以区分 1 个甲基或 1 个羟基的差别，且亲和力高于天然配基。

3) 噬菌体

噬菌体为能够感染特定细菌宿主的病毒，它在感染的初期通过与细菌细胞表面的特异性受体结合来实现对宿主的特异性感染，因此可被用于对细菌的检测鉴定，在传染病病原的检测方面也有诸多应用。Yemini 等采用电化学的手段来检测传染病病原经噬菌体裂解而释放出来的酶，可在 8h 内完成对传染病病原的特异性检测。Huang 等将 JRB7 噬菌体固定到磁性生物传感器表面，实现了对传染病病原的特异性检测。

4) 多肽

多肽实际为一段氨基酸序列的组合，这种组合的多样性为人们制作、筛选能够同抗原特异结合的多肽提供了可能。Williams 等通过噬菌体展示文库技术筛选到一些能够与传染病病原特异结合的多肽链，它们具有一致的氨基酸序列 TYPXPXR；接着他们又筛选到一段序列为 ATYPLPIR 的亲和力更强的多肽；此外，他们还筛选到一段序列为 SLLPGLP 的能够特异结合病原相近种属的芽胞而不与传染病病原结合的多肽。相比抗体而言，多肽的结构更为简单、成本更为低廉，为传染病病原生物传感器检测提供了又一条很好的途径。Dhayal 等将多肽固定到悬臂梁芯片上，其中 4 个悬臂梁上固定针对蜡样芽胞特异的多肽，而另外 4 个悬臂梁上固定对照多肽，可在 40min 内实现对蜡样芽胞的特异识别。也有人将针对传染病病原特异的多肽标记量子点，借助于流式细胞仪和激光共聚焦扫描显微镜观察，能够将传染病病原与苏云金芽胞等区别开来，整个检测过程可在 1h 内完成。

5) 基于组织和细胞的检测

基于组织和细胞的检测系统利用对细胞内部的特异性响应来检测一些潜在的毒素和感染的外来物质，从而实现对生物战剂的检测。探测细胞可以来自于特异的细胞微生物或其组织，如神经或心脏细胞，采用原始或固定的方法均可实现。

以神经或心脏组织为原材料制成的细胞生物传感器正被开发出来，用于检测包括生物战剂在内的有害物质。一个已经过战场检验的采用心肌细胞的传感器实例，通过基因工程改造的手段提高了其特异性。一个基于神经细胞的自动生物传感器已经过检验，发现它对河豚毒素有较好的响应。但是这两类生物传感器仅用于检测毒素，还未见有能检测其他生物战剂的报道。此外，有人将B淋巴细胞经过基因工程改造后用于检测包括传染病病原在内的生物战剂，当该细胞与目标物结合后，可在数秒钟内发光。总体来看，虽然这些基于细胞的生物传感器通常不如抗体和核酸等基于形状或序列识别的传感器的特异性好，但是当我们对生物战剂的情况一无所知时，这种方法便显示出了它的优势。

6) 特有基因序列

以上为基于免疫学或受体/配体结合的原理来检测传染病病原的检测对象和敏感材料，此外还有针对病原微生物特有基因序列的基于核酸杂交的检测。核酸检测技术采用碱基的特异性配对原理来检测生物战剂。任何包含有DNA和RNA的生物战剂均可采用核酸测序的方法来检测，但是该类传感器的局限性在于无法检测仅含蛋白质的样品，如毒素和生物调控子。该方法的灵敏度和特异性很高，缺点为费时、操作复杂、携带不方便、对样品的前处理要求较高。目前人们在保留其优点的同时，也设法克服其缺点。

目前已经产生了一些能够对目标序列进行快速放大的方法，例如，开发出了一个可手持的实时检测的热循环仪，能够对包括传染病病原等在内的4种提前处理好的样品进行快速检测。NASBA (nucleic acid sequence based amplification) 是采用等温的方法对目标物的RNA单链进行扩增。其中，引物与目标物的RNA序列结合，通过反转录产生cDNA序列。RNase溶解掉模板RNA，另一条引物与cDNA结合，这样就形成了一条双链的cDNA。在放大过程中，T7 RNA聚合酶用来进行RNA转录。研究表明，NASBA是一个灵敏性、特异性、快速性都很好的方法。

此外，人们还用许多基于免疫方法设计的生物芯片来验证核酸方法。用电场驱动的免疫检测方法也可用来识别细菌DNA。首先用双电泳的方法将细菌富集，再溶解细胞，在加热的变性模板上使DNA变性。解开的DNA链扩增放大后，在芯片上用电场驱动的方法进行杂交分析。用该方法已经对6种细菌的基因序列进行了放大和鉴别。另一种基于抗体检测芯片的技术，结合毛细管阵列电泳和激光诱导荧光方法后，也可用来检测用PCR放大的DNA序列。曾用该方法检测过大肠杆菌的产肠毒株的DNA，结果表明采用该微阵列平台能实现灵敏、快速的检测，且可以对多种样品同时检测。采用抗体“味觉芯片”也可对含18个碱基的寡核苷酸的相似混合物实现快速检测。采用DNA探针标记的微头置于硅芯片的微机器空穴中，而包含有目标DNA的样品则再次流入该空穴中，有文献报道，用该方法可以实现单核苷酸的检测。基于核酸测序的生物芯片已开发出来，并检测了*E.*

coli K-12 细胞。该生物芯片技术在一个芯片上整合了样品捕获、前处理、PCR、杂交和电化学检测，当细胞数量为 1000 时呈现较好的阳性，但信噪比很低。

B. 换能器件

目前传感器领域所用到的主要换能器有以下几类：流式细胞仪(FCM)是一种可以实现高通量检测的技术；表面等离子共振(SPR)是一种非标记的检测技术；荧光共振能量转移(FRET)技术很好地利用了信息的转导技术；悬臂梁(cantilever)和石英晶体微天平(QCM)均属于压电传感器，可以实现对传染病病原的非标记检测；电化学发光技术(ECL)具有很高的检测灵敏度；忽逝波传感器(EWFB)是一种光学传感器，抗体或 DNA 芯片可以实现对目标物的超高通量检测；实时 PCR(RT-PCR)是用于 DNA 快速检测的最为成熟的技术之一；层析试纸条(LFA)技术可以实现对目标物的现场快速检测。下面将对这些技术择要阐述。

1)流式细胞分析技术

流式细胞术(flow cytometry, FCM)是一种新型的分析和分选技术，综合了激光技术、计算机技术、流体力学、细胞化学、图像技术等众多领域的知识和成果，可以实现对细胞或亚细胞结构的快速测量，具有速度快、测量参数多的特点。作为一种重要的免疫学技术平台，流式细胞仪分析技术可以实现微生物的快速、敏感检测，而且可以将散射信号(scatter signal)和荧光强度结合起来分析最终结果。该技术还可以设定荧光强度在结果评价中的作用，例如，可以限定一个区域内必须出现荧光才能判断为阳性，而不是只通过强度漂移来判定。但是需要注意的是，当标本中含有大量待测细菌时(例如，当炭疽杆菌浓度>10^7CFU/ml)会出现前带现象，降低荧光强度(杨瑞馥等，2002)。用流式细胞仪分析细菌或芽孢前首先应确定待检对象是否有自发荧光，研究表明，炭疽杆菌 Sterne 株有自发荧光，而 Ames 和 Vollum 株则没有自发荧光。还要测定荧光抗体结合物有无自发荧光，然后就可以确定结合物对不同株的反应性略有差异。一般流式细胞分析技术能检测 10^3/ml 以上的细菌或芽孢，所用时间不等。Stopa 等发展了一种仅用 5 min 检测传染病病原芽孢的流式细胞分析技术，并且能区分芽孢的死活。

2)生物芯片技术

生物芯片(biochip)技术针对 DNA、RNA、蛋白质及其他生物分子，在芯片上进行样品预处理、亲和结合分析等各类生物化学与分子生物学反应，使成千上万个与生命有关的信息集中在一块芯片上，达到对生物分子、细胞、组织的高通量检测分析。生物芯片的设想最早始于 20 世纪 80 年代中期，90 年代美国 Affymetrix 公司实现了 DNA 探针分子的高密度集成，即将特定序列的寡核苷酸片段以很高的密度有序地固定在一块玻璃、硅等固体片基上，作为核酸信息的载体，通过与样品的杂交反应获取其核酸序列信息。目前生物芯片已广泛应用于各个领域，如基因表达的检测、蛋白质功能的研究、新药的开发与筛选以及病原体的检测。

3) 表面等离子体共振生物传感器

表面等离子体共振生物传感器是20世纪80年代出现的一种生物传感器技术，该类传感器通过检测目标物附着于金属(通常为金或银)表面后的折射指数的改变来实现对目标对象的识别，在生命科学研究中已有广泛的应用，也可用来检测生物战剂。虽然这类产品的商业装置较大，但可用于战场检测的便携式装置已经被开发(Spreeta, Texas Instruments, Attleboro, MA)，已用于检测葡萄球菌肠毒素B，采用二抗后可以提高灵敏度。

4)忽逝波生物传感器

该类传感器是在捕获有目标物的波导表面黏附上用荧光团标记的抗体，然后检测忽逝波的激发情况，目前该类产品已被开发并已经用于战场的生物战剂检测。其中由海军研究实验室(Washington，DC)开发的RAPTOR(Research International，Monroe，WA)是这类生物传感器的早期代表。在该器件中，捕获抗体覆盖在聚苯乙烯纤维光波管上，而光波管上则提前装上了试样切片。于是用荧光团标记的抗体会在穿过切片时与目标分析物作用而附着在光导管上。光导管表面的100～1000nm的荧光团检测分子则会被激光忽逝场所激发，而一部分能量会被反射到纤维上从而被光敏二极管所定量检测。荧光团的增加在速度和数量上与被分析物的浓度成正比，可以pAmp信号的方式被记录下来。目前该类传感器已经实现了阵列化和自动化，可用来检测不同复杂基质下的生物战剂。

5) 压电声波传感器

压电声波传感器检测的是机械波或声波，可以实现对目标物的非标记检测，主要有悬臂梁传感器、石英晶体传感器(体声波)和表面声波传感器。悬臂梁传感器可测量因传感器捕获目标物而引起的质量变化。目标检测的特异性是通过在悬臂梁表面吸附或黏附一些特异的识别分子来实现的。当目标物被捕获时，增加的质量可引起悬臂梁的固有共振频率的改变，因此共振频率的迁移意味着目标物的捕获。磁致弹性悬臂梁免疫传感器采用磁场来诱导传感器的共振。传感器表面覆盖有抗体，可以特异性识别目标物。当产生特异性识别之后，用碱性磷酸酶标记的抗体可以增加质量，放大信号，有用该类传感器检测葡萄球菌肠毒素的报告，灵敏度为0.5ng/ml。

生物传感器技术的出现和广泛应用在致病微生物检测方面，实现了许多传统检测技术无法实现的目标。

2.2 高效生物气溶胶采集器的研制

对空气暴露实施监测需要一种既能够保持生物完整性又能够将空气气溶胶转化为液体中的高效技术。某些技术表明了填补这一缺陷的可能性，例如，静电式吸附原理，可以通过异性电荷吸引作用将纳米级病毒颗粒采集到液体中；为了检测大气中极低浓度的致病微生物，需要大容量的生物气溶胶采样设备，这为制造便携式采样设备的研制设置了障碍。以下为笔者主持研制的两类代表性的生物气溶胶采样器，实现空气中生物粒子的高效率采集，为空气中致病微生物监测奠定了技术基础。

2.2.1　基于矿物油膜的大容量气-液生物气溶胶采样器

气-液生物采样器可以将生物气溶胶转化为进一步监测所需的水溶胶，这往往需要来自外部的能量和较低的采样流量，如 12.5L/min。RCS High Flow 是一种电池供能的大容量生物气溶胶采样设备，流量为 100L/min。该采样器的采集粒子的最小直径为 1.2μm，与其他的便携式采样设备相比具有较高的生物采集效率。有研究表明，使用凝胶制成的滤膜对病毒颗粒采集效率可达 100%。Button 气溶胶采样器采样均衡，但其缺点是采样流量低(4L/min)，因此对于浓度较低的物质，所需采样时间较长。

要茂盛等研究使用大容量、便携式气-液采样技术，研发矿物油膜作为采样介质的 RCS 大容量采样器(He et al., 2011)。试验首先将 *Bacillus subtilis* var. *niger* 和 *Pseudomonas fluorescens* 气溶胶化，然后利用带有矿物油膜的 RCS 大容量采样器进行采集，采集时间分别为 1min、2min 和 5min。通过采集校园内 4 种不同环境(后院、学生宿舍、食堂和操场)中的生物气溶胶，对改进的气-液采样器进行测试。该研究对使用带有矿物油膜的 RCS 大容量采样器和带有琼脂条的采样器的性能通过相同条件下的检测实验进行了比较。将 RCS 大流量采样器采集的空气样品进行培养，对矿物油介质采集的样品还利用 qPCR 技术进行定量分析。当采集 *Bacillus subtilis* var. *niger* 气溶胶时，无论采集时间长短，带有矿物油介质采样器采集的可培养细菌浓度显著高于琼脂采样器(P = 0.04)；相反地，当采集 *Pseudomonas fluorescens* 气溶胶时，两种方法间的差异并不显著(P = 0.5)。当与 qPCR 分析偶联时，矿物油介质的 RCS 大容量采样器得到的细菌气溶胶浓度显著高于通过培养方法获得的细菌气溶胶浓度。

实验结果表明，当在不同的环境中采样时，利用矿物油膜的采样器获得的可培养细菌气溶胶浓度水平明显增高，是琼脂采样器的 4~12 倍。同时指出，当与快速检测系统——qPCR 技术偶联时，大容量(100L/min)便携式气-液采样技术在监测空气传播生物威胁领域将具有广阔的应用前景。然而，需要注意的是，利用 qPCR 技术检测时获得的生物气溶胶浓度包括了可培养和非可培养(即无活性的)两类生物粒子。

2.2.2　自动静电场采样器

要茂盛等提出了研究生物气溶胶电荷新方法，获得了生物气溶胶精准电荷分布，进一步发明了高浓缩的半球式静电场采样器，被江苏省疾病预防控制中心广泛用于军团菌、流感病毒、毒素及过敏原的检测，取得比国际标准液体采样器 BioSampler 高 10 倍的采集效率，并弥补了标准采样器不能采集病毒气溶胶的空白(甄世祺等，2010；甄世祺等，2011)。该采样器将静电场采样与分子生物 / 生化技术相结合，为空气中不可培养的生物危害提供更好的评估手段，被 *J. Aerosol Sci.* 列为“Top 25 Hottest Articles”。

研制的自动静电场采样器在使用 1.5V 的充电电压、20kV 的采样电压、1.2L/min 的抽气速度时，采样器对 0.3~2μm 之间的颗粒物物理采集效率在 70%~90% 之间。相比其他采样方法，该自动静电场采样器不仅可以实现微生物气溶胶的高效浓缩，而且可以将采集到的样品实时输运到其他微生物气溶胶检测平台，用于致病微生物气溶胶的快速实时监测(Tan et al.，2011)。

图 2-1 为自动静电场采样器的结构示意图，该采样器由一个半球形电极和包含底电极的绝缘底座构成，在半球形电极和绝缘底座之间形成一个半球形的采样空间。图 2-1(A)为半球形电极示意图，半球形电极直径为 90mm，两侧有两个对称的长臂，并在对称长臂上分别有一个螺纹孔，采用螺栓螺母和绝缘底座固定，螺栓材料为紫铜，一方面用于固定电极，另一方面作为半球形电极的电极引出端，用于连接高压电源输出端。在半球形电极顶部有三个直径 5mm 的圆形进气口，进气口之间间距 5mm，进气口上连接充电装置，用于对颗粒物荷电。该充电装置由一个直径 20mm、高 30mm 的空心圆柱和一对紫铜电极构成，如图 2-1(A)上侧所示，圆柱材料为聚四氟乙烯绝缘材料，在圆柱表面打两个对称的小孔，插入一对直径 3mm 的紫铜电极，电极间距离 10mm，通过给这一对紫铜电极提供 1.5V 的直流电压，在电极对之间形成一个较强的恒定电场，将周围气体电离，产生较多正负离子和电子，与颗粒物碰撞后实现颗粒荷电的目的。颗粒物通过空心圆柱被荷电后，进入半球形采样腔室内，在电场力的作用下被采集到绝缘底座中央底电极表面的采样凹槽里。半球形电极球壳表面和对称长臂表面均以绝缘胶泥涂抹，不仅可以避免半球形腔体内高压电场和充电装置电场互相放电，还可以将充电装置更好地固定在进气口上方。

图 2-1(B)为绝缘底座示意图，示意图尺寸比例不代表实物尺寸比例，绝缘底座材料为有机玻璃，直径 230mm，厚度 8mm，底座周边有 4 个对称的螺纹孔，通过螺栓螺母和半球形电极连接固定，形成半球形的采样腔室；在绝缘底座中央有一个直径 16mm、深度 1mm 的采样凹槽，用于采样介质的储存，凹槽底部背面有一个螺纹孔用来固定紫铜螺栓螺母作为底电极，螺栓作为电极引出端和高压电源输出端连接；在采样凹槽两侧有两个对称的直径 2mm、深度 7mm 的圆孔，从底座下方沿圆形小孔插入两个长为 10mm 的金属短管，用于连接蠕动泵的进样口和输出口，在蠕动泵的作用下实现向采样凹槽连续输送新鲜采样介质，同时将收集到的样品实时输送到检测平台的目的；在距离采样凹槽两侧边缘

2.5mm 的位置有两个对称的圆孔，直径 10mm、深度 8mm，为出气口，可以连接气泵或者光学粒子计数器 OPC 等装置，气溶胶在静电场的作用下被采集到采样凹槽中。

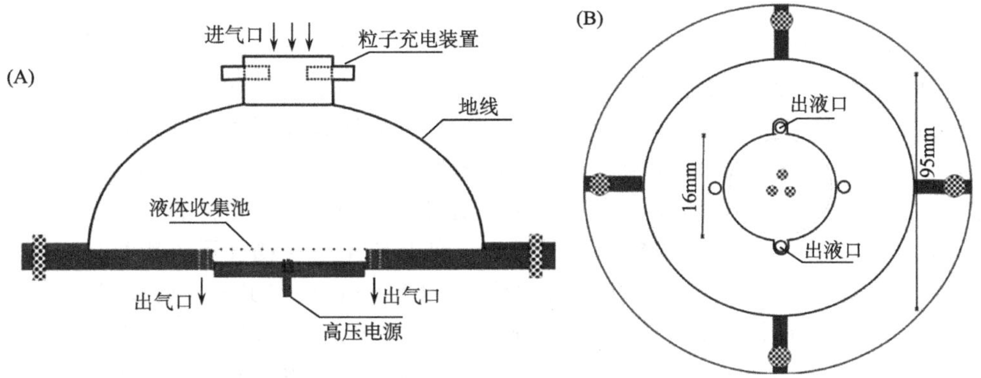

图 2-1　自动静电场采样器结构示意图(Tan et al.，2011)

2.3　生物气溶胶实时监测技术

传统的生物气溶胶监测一般是通过“先采样后离线分析”的方法来进行。目前常用的采样方法包括重力沉降法、液体或固体撞击式采样法、膜采样、静电场采样等；离线分析方法主要包括染色、显微镜观测、培养、基因扩增、电泳、测序、酶联免疫反应等分析手段，均存在耗时耗力、缺乏时效性的缺点(Cox and Wathes, 1995; Lighthart and Brenda, 1995; Duchaine et al., 2001; Duong et al., 2006; Adhikari et al., 2006; Blachere et al., 2007; Sykes et al., 2007; Yao and Mainelis, 2007; Rintala et al., 2008; Fierer et al., 2008; Ko et al., 2008; Tsai and Liu, 2009; 夏晓敏等，2010; Urbano et al., 2011; Just et al., 2011; Vilavert et al., 2012; Pankhurst et al., 2012; Sowiak et al., 2012; Wang-Li et al., 2013; Xu et al., 2013a; b)。近年来，出现了大量对传统监测方法进行改进的研究，一方面是在样品采集步骤提高样品采集效率，降低采样过程对样品活性的损伤；另一方面则是优化各种离线分析手段(Mainelis et al., 2005; Pyankov et al., 2007; Han and Mainelis, 2008; Madsen and Sharma, 2008; Springorum et al., 2011; He and Yao, 2011; Usachev et al., 2012; King and Macfarland, 2012; Xu et al., 2013a)，但是这些改进依然没有解决传统监测方法耗时耗力以及缺乏时效性的重大缺陷。目前，大气化学组分都已开始应用实时在线监测跟踪其浓度动态变化，而微生物气溶胶由于受到传统监测方法的制约，导致对微生物气溶胶的实时动态变化特征缺乏全面准确的认识。发展微生物气溶胶的实时快速监测，

对于有害微生物气溶胶动态监测、防控微生物气溶胶传播途径导致的疾病、降低人体健康暴露风险，以及生物气溶胶的大气作用研究有重要意义。

2.3.1 硅纳米线生物传感器的研制

场效应晶体管(field effect transistor, FET)半导体器件是利用外加电场效应来控制输出电流大小的器件，包括源级(source，简称 S)、漏极(drain，简称 D)和栅极(gate，简称 G)，是一个三电级系统。FET 的源级和漏极之间以半导体材料作为导电沟道，通过栅极调控导电沟道的电导率。场效应晶体管可作为感应器与生物识别分子连接，可以实现将生物、化学信号转化为电信号的目的。由于纳米材料的粒径与生物分子、病毒等的尺寸接近，使其应用于生物分子监测时具有高灵敏度、高选择性、分析快速、成本低等优点 (Cheng et al., 2006)。要茂盛等(Shen et al., 2011)研制了基于硅纳米线场效应晶体管(SiNW-FET)的生物气溶胶实时甄别监测传感器，从单分子水平实现空气中的多种致病微生物的在线检测。下面简要介绍该传感器的构成和研制思路。

1. SiNW-FET 生物识别器件制备

首先利用化学气相沉积法生长硅纳米线，以纳米金颗粒物作为催化剂、硅烷和乙硼烷作为反应剂，硅纳米线按照气-液-固的方式生长，通过对硅纳米线的硼掺杂，制备成 P 型硅纳米线，直径在 30nm 左右。基于由下而上的组装原理，将生长好的硅纳米线按照以下步骤组装成 SiNW-FET 器件：第一步，利用流体分布方法将硅纳米线分布到单晶硅基底上；第二步，将两层光刻胶利用旋转涂布法覆盖于硅基底上，然后透过光掩模模板曝光，用显影剂显影去除光照后的光刻胶，制作出硅基底表面微电极的预留空间；第三步，利用热蒸镀法，在预留的微电极位置蒸镀金属，制作源、漏电极以及电极引出线；第四步，使用腐蚀剂氢氟酸去除残留的光刻胶，刻画的金属图案即形成器件表面的微电极阵列。通过上述四个步骤完成 SiNW-FET 器件的制备。

图 2-2 为制备的 SiNW-FET 器件的实物图和电镜放大图，其中图 2-2(A)左侧小图为器件表面封装 PDMS 微流道后的实物图片，器件为一个 1.5cm×1.5cm 的硅芯片，硅芯片表面为 PDMS 微流道，微流道上方两侧的管道为液体样品的进样口和输出口，硅芯片表面两侧的多个正方形图案为电极微阵列，是源、漏电极的引出电极，用于和探针台的探针连接；硅芯片中央方框标记的为源、漏电极微阵列区域，微流道和硅芯片之间形成的输送沟道正好覆盖该区域；图 2-2(A)右侧小图为源、漏电极区域放大图，由于硅纳米线是通过流体分布的方式随机分布到单晶硅基底表面，为了形成更多以硅纳米线作为导电沟道的有效可利用的晶体管器件，在硅芯片表面共制备了 7 排共计 96 个源、漏电极对。图 2-2(B)为放大的一组源、漏电极对，

源、漏电极之间距离为 3μm 左右，中间较长的横线为源电极，上、下分布的长度在 2μm 左右的线为漏电极，方框标记的区域中心的一根黑色较暗的线即为硅纳米线，横跨在上下这两组源、漏电极之间，形成了两个以硅纳米线作为导电沟道的硅纳米线场效应晶体管半导体器件；图 2-2(C) 为以硅纳米线作为导电沟道的一组源、

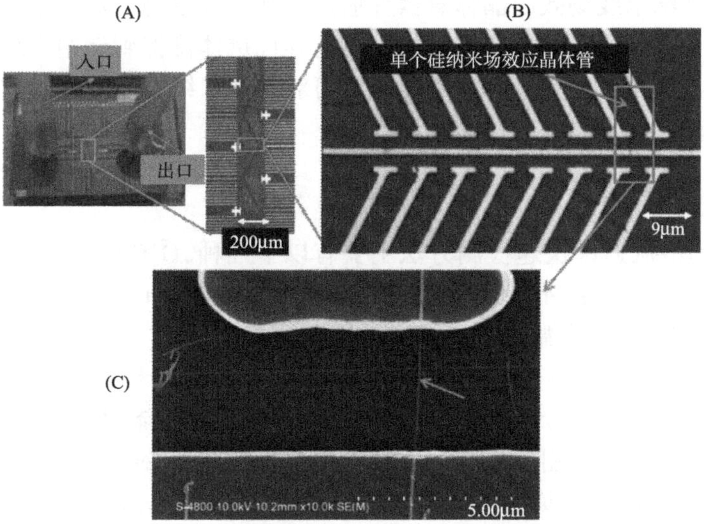

图 2-2　SiNW-FET 生物传感器器件实物图和电镜图(Shen et al.，2011)

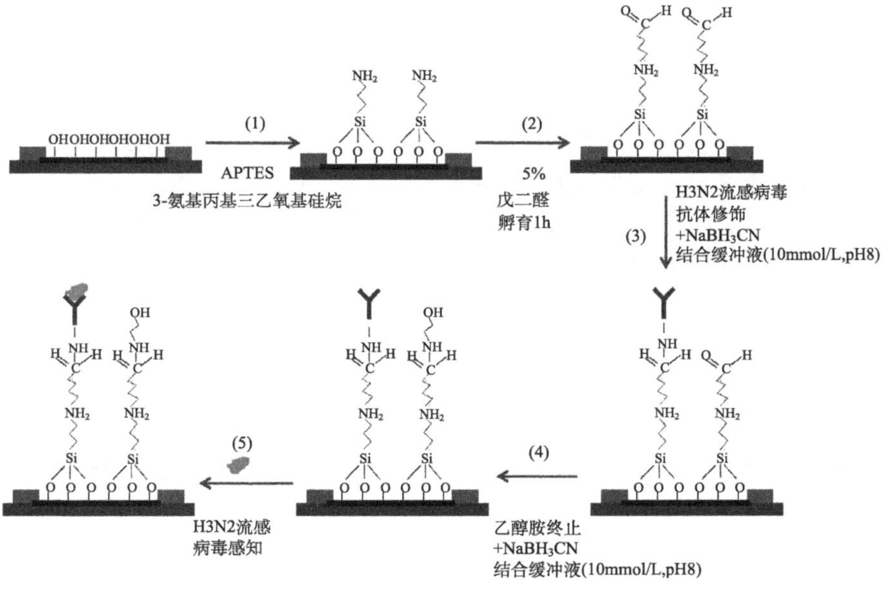

图 2-3　SiNW-FET 生物传感器修饰步骤(申芳霞，2014)

漏电极对的扫描电镜图，箭头指示硅纳米线，上方为漏电极，下方为源电极。以下研究中使用的硅纳米线场效应晶体管器件为 P 型硅纳米线场效应晶体管器件。

2. SiNW-FET 生物传感器制备

组装好硅纳米线场效应晶体管器件后，对其进行生物识别分子修饰，抗体修饰过程如图 2-3 所示。例如，将流感病毒特异性抗体修饰到硅纳米线表面作为生物识别分子，识别元件与流感病毒结合后可对硅纳米线电导产生影响，根据电信号的变化实现对流感病毒的快速监测。

2.3.2　特异性单克隆抗体的制备

目前，副溶血弧菌快速检测方法主要有以下几种。①DNA 探针、常规 PCR、RT- PCR 等，这些方法不能进行现场的检测，检测周期长，需要 PCR 仪等；孙晓红等建立了环介导等温扩增技术用于检测副溶血弧菌，这种方法不需要 PCR 仪，大大降低了成本(陈梅萍，2014)，但是这种方法同样操作周期长，不能实现现场检测。②免疫学方法，多属于间接法，成本高。杜玉萍等制备了抗副溶血弧菌 TLH 蛋白的多克隆抗体，建立 ELISA 双抗体夹心检测方法，但特异性不强(杜玉萍等，2007)。徐莉等研究制备了多株副溶血弧菌直接溶血毒素(TDH)的单克隆抗体，并筛选特异性强的单克隆抗体 T6D4，以期为及时检测水产食品中的直接溶血毒素以及副溶血弧菌引起的食物中毒的临床治疗提供科学的依据(杨靖亚，2014)。

1. 耐热直接溶血毒素抗原的制备

利用基因工程技术体外合成耐热直接溶血毒素抗原，并成功复性。将合成的耐热直接溶血毒素粗提物先后通过 DEAE-纤维素、DEAE-葡聚糖 A-50 和葡聚糖 G-75 等三种层析柱进行纯化分离，洗脱液透析去盐，冷冻干燥，并对纯化的 TDH 进行鉴定及相关性质的研究。

2. TDH 的鉴定及相关性质的研究

1) TDH 的变性温度的测量

利用差示扫描量热法(differential scanning calorimetry，DSC)来测量 TDH 的变性温度具有较高的准度。测得 TDH 的变性温度为 94.17℃，具有较强的耐热性，如图 2-4 所示。

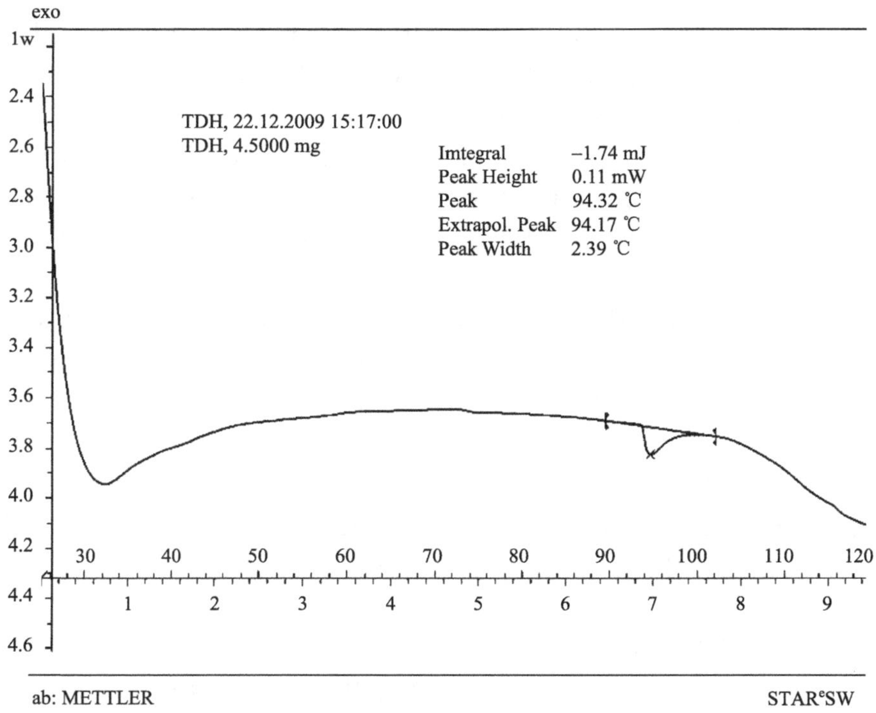

图 2-4　TDH 的变性温度的测量（杨靖亚等，2011）

2）溶血活性分析

通过耳静脉取新鲜兔血 0.43ml 与 20.0ml 的 PBS（+）混合制作红细胞悬液。在 96 孔 V 形孔板上每孔加入 100μl 红细胞悬液和 20μl 溶解后的 TDH，放入恒温培养箱在 37℃下培养 24h，观察溶血现象，底部如没有红细胞即产生了溶血，反之无溶血活性。图 2-5 中，右起第 1、第 2 孔为 TDH 溶血活性测得的结果，其余为空白对照。

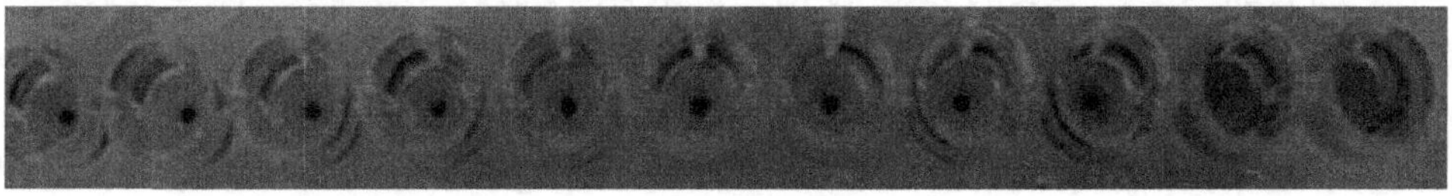

图 2-5　TDH 溶血活性分析

3. 耐热直接溶血毒素的单克隆抗体制备

1）动物免疫

将制备好的 TDH 溶解到 pH7.4、0.01mol/L 的 PBS 中作为免疫原免疫 6～8 周龄的雌性 Balb/c 小鼠，首次免疫为 10μg TDH 和等体积的弗氏完全佐剂乳化，腹腔注射免疫，3 周后第二次免疫，免疫剂量为 5μg TDH，用弗氏不完全佐剂充分乳化，腹腔注射，此后第三次、第四次 TDH 剂量都为 5μg，佐剂为弗氏不完全佐剂。

从第三次免疫开始，每次免疫之后 3 天，对免疫小鼠尾静脉取血用间接非竞争性 ELISA 法检测免疫动物的血清效价。四次免疫之后，测小鼠效价达 1∶40 000，细胞融合前 3 天对这两只小鼠采取腹腔注射加强免疫，剂量为 10μg，不加佐剂。

2）细胞融合与培养

拉颈处死小鼠，取脾脏，分离出脾细胞并与处于对数期状态的小鼠骨髓瘤细胞 SP2/0 充分混合，在 PEG 介导下进行细胞融合；混合后的细胞悬于含有 HAT 的 15%FCS 选择培养基中，加入到饲养细胞已铺好的 96 孔板中，置 37℃、5% CO_2 培养箱中培养。

3）杂交瘤细胞的筛选及克隆

取 96 孔板中杂交瘤细胞上清液 100μl，用间接 ELISA 方法检测杂交瘤细胞株。取阳性值高的杂交瘤细胞，用有限稀释法进行克隆化，共进行三次克隆化，最终得到一株杂交瘤细胞株。

4）杂交瘤细胞腹水的制备

选取 8～10 周龄的 BalB/c 小鼠，腹腔注射灭菌液体石蜡，1 周后腹腔注射阳性杂交瘤细胞 1×10^6/只，待小鼠行动不便时无菌抽取腹水，离心，去脂除沉淀，取上清液分装备用。腹水用辛酸-饱和硫酸铵法纯化。

4. 单克隆抗体特性的鉴定

1）抗体亲和力的测定

杂交瘤细胞培养上清液中的 mAb 的亲和常数测定（ELISA 间接法）：取三种倍比稀释的抗原包被酶标板，0.1ml/孔，4℃过夜。洗涤后封闭液封闭 2h，37℃。之后加入系列稀释的一致浓度的被检杂交瘤细胞培养上清液，0.1ml/孔，37℃孵育 1h。然后加入工作浓度的 HRP 标记兔抗鼠 IgG 抗体，0.1ml/孔，37℃孵育 1h。洗涤后，加入底物液（OPD），0.1ml/孔，室温避光显色 20min。2mol/L 硫酸终止反应后，测定各孔 495nm 的 OD 值。已被检样品不同浓度为横坐标，以其相应 OD 值为纵坐标，绘制出测定曲线，以各曲线上部趋于平坦的 OD 值为 100%，查出 OD 值为 50%时点的 mAb 浓度，按照下列公式计算亲和常数 K 值。

$$K_a = \frac{n-1}{2(n[\mathrm{Ab}']t - [\mathrm{Ab}]t)}$$

式中，$n = [\mathrm{Ag}']t/[\mathrm{Ag}]t$, $[\mathrm{Ag}']t$ 和$[\mathrm{Ag}]t$ 为不同包被抗原的浓度；$[\mathrm{Ab}']t$ 、$[\mathrm{Ab}]t$ 是对应不同包被抗原的浓度下，将抗体梯度稀释得到最大吸光度一半处的抗体浓度（mol/L）。

最后测定计算出，其中 T6D4 的亲和性常数为 0.579×10^9 L/ mol(图 2-6)。

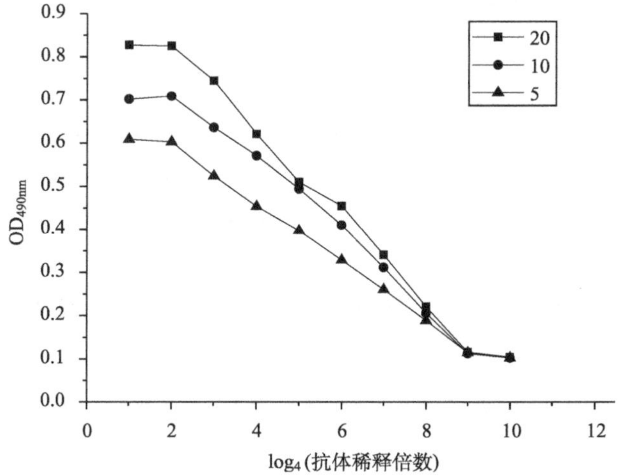

图 2-6　T6D4 单抗的亲和力测定

2) 单克隆抗体免疫球蛋白亚类的鉴定

利用小鼠单克隆抗体亚型快速鉴定试剂盒检测 T6D4 单克隆抗体蛋白亚型为 IgG_{2a}，见图 2-7。

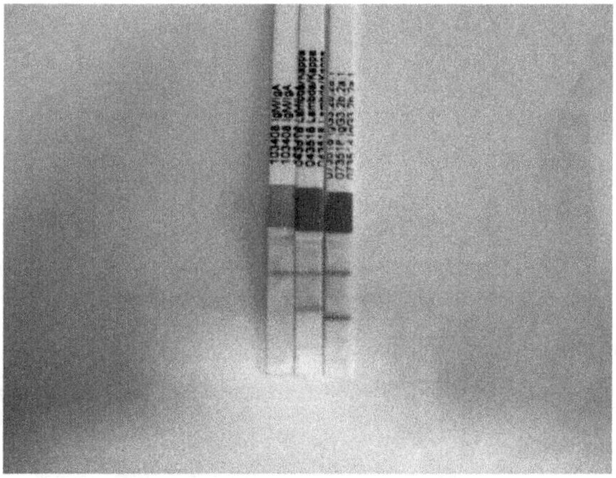

图 2-7　T6D4 单克隆抗体蛋白亚型

3) 单抗的特异性分析

用沙门氏菌、大肠杆菌、李氏杆菌、金黄色葡萄球菌、非致病性副溶血弧菌(无 TDH，含 TLH)、致病性副溶血弧菌 ATCC33846 的菌液包被酶标板，其余步骤按间接 ELISA 方法，同时用纯化后的 TDH 作为阳性对照。结果表明，T6D4 与沙门氏菌及非致病性副溶血弧菌等均不发生交叉反应，说明这株单抗特异性较高，如表 2-2 所示。

表 2-2 单克隆抗体的特异性试验结果

单抗	ATCC33846	非致病性 VP	沙门氏菌	大肠杆菌	李氏杆菌	金葡萄球菌	阳性对照	空白对照
T6D4	0.371	0.082	0.073	0.094	0.076	0.061	0.421	0.086

2.3.3 基于 SiNW-FET 生物传感器的生物气溶胶实时监测系统

要茂盛等将微生物气溶胶采样和 SiNW-FET 生物传感器相结合，创建了一套用于微生物气溶胶实时监测系统，如图 2-8 所示，分为 A、B、C、D 四个部分，A 为微生物气溶胶发生系统，用于模拟发生微生物气溶胶；B 为自动静电场采样系统，微生物气溶胶在静电场的作用下被自动静电场采样器捕获并高度浓缩，从气相变为液相，转化为水溶胶后被实时输运到生物传感器监测平台上；C 为硅纳米线场效应晶体管生物传感器监测平台，对实时输运过来的样品中的微生物进行实时监测；D 为信号放大与记录系统，包括前置放大器、锁相放大器和计算机的 LabView 实时控制程序，由于抗原抗体结合的生物信号相当微弱，通过信号放大提高信噪比，利用 LabView 程序实时的动态显示记录电信号的变化过程。

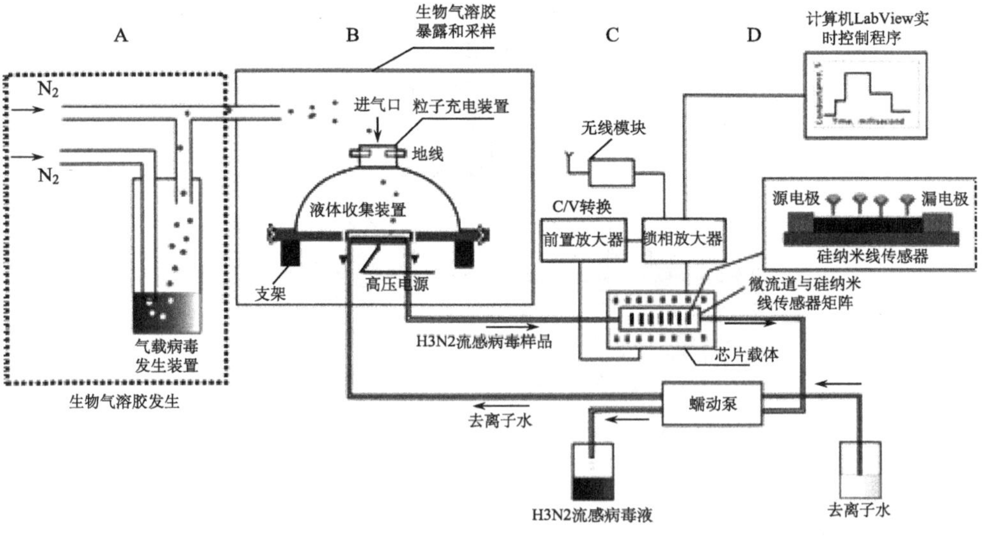

图 2-8 生物气溶胶实时监测系统示意图(Shen，2011)

如图 2-8A 部分所示，在 Collison 雾化器（BGI Inc.,Waltham,MA）中加入 20ml 病毒溶液，通入雾化瓶中一股流速 2.5L/min 的氮气，压强为 30psi[①]，在氮气作用下产生病毒气溶胶，产生的气溶胶在另外一股流速为 13L/min 载气气流作用下被干燥，同时携带到暴露仓内。B 部分为自动静电场样品采集部分，将自动静电场采样器放置在病毒暴露仓内，采集雾化发生的 H3N2 流感病毒气溶胶，将其转换为水溶胶，输送至 SiNW-FET 生物传感器监测平台。C 部分为监测部分，主要包括 SiNW-FET 生物传感器芯片、PDMS 微流道、探针台三部分，将传感器芯片固定到到探针台底座表面，利用探针台的两根复合金探针接触传感器芯片表面的源、漏电极引出微电极，微电极表面材料为 Au，能够和复合金探针之间形成欧姆接触，通过探针引线连接电信号的输入端，同时将被检测信号输出到信号放大部分；PDMS 微流道由聚二甲基硅氧烷材料制成，确保电极接触良好后，将 PDMS 微流道放置到芯片表面，在微流道和芯片之间形成长 12mm、宽 0.2mm、深度 0.07mm 的样品输送沟道，输送沟道正好经过芯片中心的源、漏电极区域，轻轻挤压，确保微流道和器件之间的密封性，避免溶液泄漏，在微流道的样品输送沟道两侧有两个直径 0.2mm 圆孔，分别作为进样口和输出口，利用蠕动泵和 PDMS 微流道实现精确操控通过传感器芯片表面的微尺度流体的目的。蠕动泵流速可调，研究中流速为 0.4ml/min。除了通过 PDMS 微流道实时向硅芯片表面输送样品，也可以直接在传感器芯片表面滴加 5μl 样品用于快速监测。D 部分为监测系统信号放大和信号记录部分，包括前置放大器（LI-76，NF）、锁相放大器（LI 5640，NF）和装有 LabView 程序的计算机。将探针台的探针引线之一连接前置放大器的输入端，前置放大器的输出端连接到锁相放大器的电压输入口，另外一根引线连接锁相放大器的参考输出端；锁相放大器通过 RS232 串口、可扩展的 GPIB 卡（Agilent PCI-GPIB 82350B）及专用电缆连接至电脑主机的 LabView 程序中，通过程序界面实现对电导信号的传输控制、处理以及显示记录，锁相放大器的参考频率为 79Hz，电压为 50mV，源-漏电极之间电势调零避免发生电化学反应，前置放大器的电流/电压增益系数为 10^4。

1. SiNW-FET 生物传感器实时监测系统测试

要茂盛等利用研制的硅纳米线生物气溶胶实时监测系统在江苏省疾病预防控制中心进行了流感病毒监测现地实验。SiNW-FET 生物传感器对于流感病毒的监测是基于流感病毒抗原和抗体之间的特异性结合，根据理论推测修饰了特异性抗体的 SiNW-FET 生物传感器应该具有很好的特异性监测能力。甲型 H3N2 和 H1N1 是近年来流感流行期间最主要的流行病毒（吴双胜等，2013），过敏原是由尘螨、

① 1psi=0.006 895MPa

真菌、猫、狗等分泌的蛋白质，由这些过敏原蛋白引起哮喘等过敏性疾病的人群数量逐年增加，由于室内尘螨过敏原 Der p1 是其中一种在室内尘土和空气中常见的过敏原(孙劲旅等，2004; 付亚南和向莉，2013)，该研究中，分别通过监测 H3N2、H1N1 流感病毒、室内尘螨过敏原(Der p1)来验证 SiNW-FET 生物传感器的特异性监测能力，所有样品均通过滴加方式在硅纳米线器件源、漏电极传感区域形成一个液滴，然后记录滴加后硅纳米线的电导响应值。使用 H3N2 和 H1N1 特异性抗体修饰 SiNW-FET 生物传感器芯片，分别监测了 H3N2 病毒溶液(10^4 病毒/μl、10^5 病毒/μl、10^6 病毒/μl)、H1N1 病毒溶液(1.7×10^1 病毒/μl、1.7×10^2 病毒/μl、1.7×10^3 病毒/μl、1.7×10^4 病毒/μl)和 Der p1 溶液(0.4ng/ml、4ng/ml)，通过比较硅纳米线电导变化，对 SiNW-FET 生物传感器的特异性监测能力进行研究。

在北京大学要茂盛、申芳霞等的研究中，通过自动静电场采样器将雾化产生的 H3N2 流感病毒气溶胶转化为水溶胶，然后利用蠕动泵和微流道将病毒悬浮液实时输运到 SiNW-FET 生物传感器芯片表面，对创建的微生物气溶胶实时在线监测系统的实时监测能力进行研究。除此之外，还监测了清洁空气(无菌生物安全柜内部)及正常的室内空气作为对照。

实验中按顺序分别监测了清洁空气、含病毒气溶胶的空气和正常室内空气中的病毒气溶胶，图 2-9 为 SiNW-FET 生物传感器监测不同空气样品时得到的电导响应数据图，图中每个样品的电导值包括 10 个数据点，#1、#2、#3 为监测含有 H3N2 流感病毒的空气的不同时间的数据点，C1、C2 为监测清洁空气得到的数据点，C3 为监测正常室内空气得到的数据点。清洁空气样品 C1 和 C2 采自二级无菌生物安全柜内的空气，硅纳米线对清洁空气样品的电导响应值在 42～48nS 之间波动；室内空气样品 C3 来自生物安全柜外的实验室室内空气，相比样品 C1 和 C2，硅纳米线对室内空气的电导响应值有微小上升，在 80nS 左右，这种电导值之间的差异可能是由于室内空气中各种化学组分以及颗粒物的存在导致硅纳米线表面电势发生微弱变化所引起的。含有病毒的#1、#2、#3 空气样品所引起的电导响应值在 100～160nS 之间，说明采集到的病毒和硅纳米线表面抗体发生结合引起了电导值的显著变化，不同样品电导值的波动是由病毒浓度差异所导致，由流感病毒引起的硅纳米线电导改变量要显著高于采集的对照空气样品的电导改变量。对#2 病毒样品来说，其对应的硅纳米线电导值为 160nS，相比清洁空气引起的硅纳米线电导值 40nS，信噪比达到 4，相比成分复杂的室内空气信噪比达到 2。以上数据表明，当采集的含有病毒气溶胶的空气样品流经传感器表面时，在几秒之内就可以观测到硅纳米线电导值的明显变化，通过计算机程序可以实时观测整个硅纳米线电导值发生变化的过程，且从病毒气溶胶进入暴露仓被静电场采样器采集至被输运到传感器表面引起电导信号变化的整个流程仅仅需要 1~2min，这个时间分辨率远高于传统的病毒气溶胶监测手段。

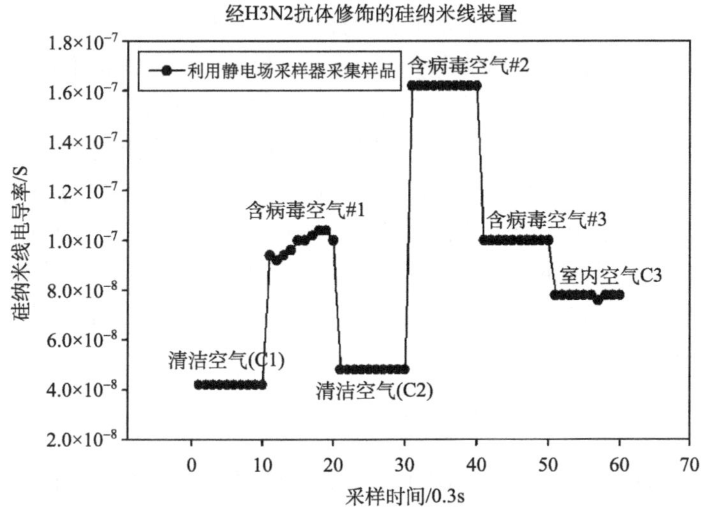

图 2-9　SiNW-FET 生物传感器监测清洁空气、室内空气和含病毒空气的电导数据图(Shen et al., 2011)

目前 RT-qPCR 方法是病毒定量分析的金标方法。上述不同源的空气样品在经过硅纳米线生物传感器监测后被收集，然后利用 RT-qPCR 对样品中的病毒浓度进行定量分析，图 2-10 是对样品进行定量分析得到的基因扩增曲线，图中箭头指示的浓度从 9.1×10^8 个/μl 到 9.8×10^5 个/μl 的 4 个样品为病毒标准品，阳性对照浓度

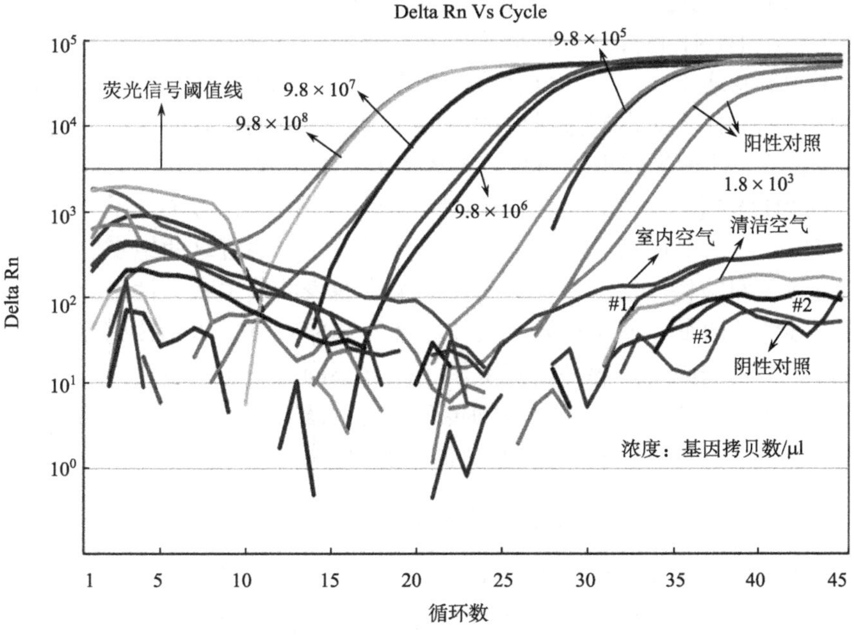

图 2-10　病毒样品、清洁空气、室内空气样品中病毒的 RT-qPCR 扩增曲线

为 1.8×10^{3} 个/μl，图中箭头指示的直线为设定的荧光信号阈值线，扩增曲线和阈值线的交叉点所对应的横坐标值即为 Ct 值。由图可见，病毒标准品和阳性对照样品的扩增效果较好，说明该实验对病毒 RNA 扩增效率较高，而#1、#2、#3 这三个病毒样品以及 C1、C2、C3 这三个对照样品中的病毒均未得到有效扩增，说明这六个样品中的病毒浓度低于该方法的检测限。#1、#2、#3 中的病毒未能得到有效扩增，有两种可能原因：一是样品本身含有的病毒远低于 RT-qPCR 方法检测限；二是由于管路输运过程的损失导致其病毒浓度低于了检测限。总体来说，相比 RT-qPCR 金标分析方法，硅纳米线生物传感器监测速度快，将时间降低了至少两个数量级，且检测限更低。

2. SiNW-FET 生物传感器特异性监测能力分析

要茂盛等对病毒浓度 10^{4}～10^{6} 个/μl、Der p1 浓度为 0.4 ng/ml 和 4ng/ml（比直接采集空气中 Der p1 的浓度水平高）的气溶胶进行监测，得到的电导值如图 2-11 左图所示。由图可见，H3N2 流感病毒和 Der p1 尘螨过敏原导致的硅纳米线电导响应值高于去离子水的电导值 66nS。其中，10^{4} 个/μl、10^{5} 个/μl、10^{6} 个/μl 三个浓度的病毒溶液滴加到硅纳米线表面时对应的硅纳米线电导值分别为 80nS、96nS、114 nS，10 倍梯度的病毒浓度变化导致的电导响应值改变量为 20%；而对于 Der p1，0.4ng/ml、4ng/ml 这两个不同浓度的过敏原溶液对应的电导值分别为 76nS、80nS，10 倍的浓度梯度变化引起的电导值改变量仅为 5%。

然后利用 H1N1 特异性抗体修饰生物传感器，监测了 H1N1 和 H3N2 这两种不同亚型的流感病毒，如图 2-11 所示。由图可见，浓度为 1.7×10^{1}～1.7×10^{4} 个/μL 的 4 个梯度的 H1N1 病毒溶液对应的电导值响应值在 15~70nS 之间，随着病毒浓度的梯度上升，硅纳米线电导值也有梯度上升；浓度为 4.5×10^{1}～4.5×10^{4} 个/μL 的 4 个梯度的 H3N2 流感病毒对应的电导值均较低，在 10nS 左右，不同浓度梯度的 H3N2 流感病毒所对应的电导响应值没有明显差别。通过这两组实验证明，基于抗原和抗体之间的特异性结合，只有在硅纳米线表面发生特异性结合才能引起硅纳米线电导值的改变，使用特异性抗体修饰的 SiNW-FET 生物传感器具有选择性监测目标分析物的能力，该特性能够用于区分不同亚型的流感病毒。这也就意味着，选择合适的生物识别分子对生物传感器进行修饰，能够将传感器用于监测某一特定类型的微生物气溶胶，实现物种甄别的功能。

3. 硅纳米线电导值与病毒浓度关系分析

以上实验数据证明 SiNW-FET 生物传感器实时监测系统可以实现对流感病毒气溶胶的特异性实时在线监测，且不同浓度的病毒样品引起的电导响应值不同。为了进一步讨论浓度变化与电导值变化之间的关系，实验中首先利用自动静电场采样器 AES 在 20kV 的条件下采集雾化的病毒气溶胶，样品#1～#6 分别为采集到的不同病毒样品，然后将样品滴加 5μl 到传感器器件中心的传感区域，记录不同样品对应的硅纳米线电导响应值，电导值如图 2-12 所示。由图可见，当传感器器件空载也就是不滴加任何样品时，硅纳米线电导值为 1.5nS，当器件表面滴加去离子水时，电导值在 2nS 左右；当滴加样品#1~#3 时，对应的电导值在 7~9nS 之间；当滴加样品 #4~#6 时，对应的电导值在 14~24nS 之间，相比#1~#3 样品电导值有较大上升。

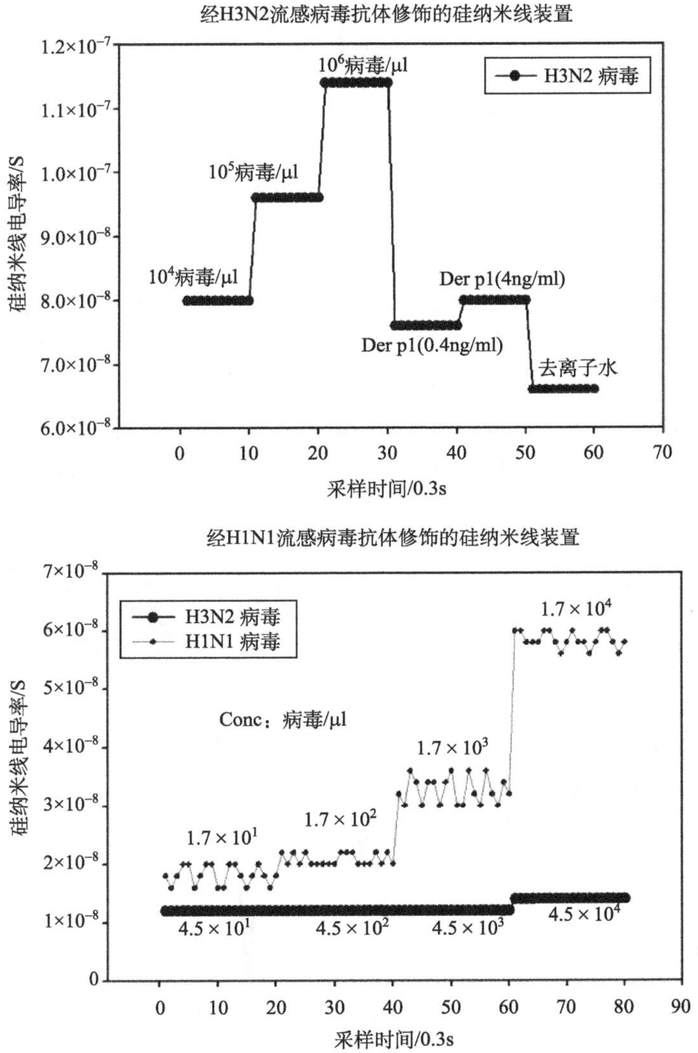

图 2-11　SiNW-FET 生物传感器的特异性监测数据图(Shen et al.，2011)

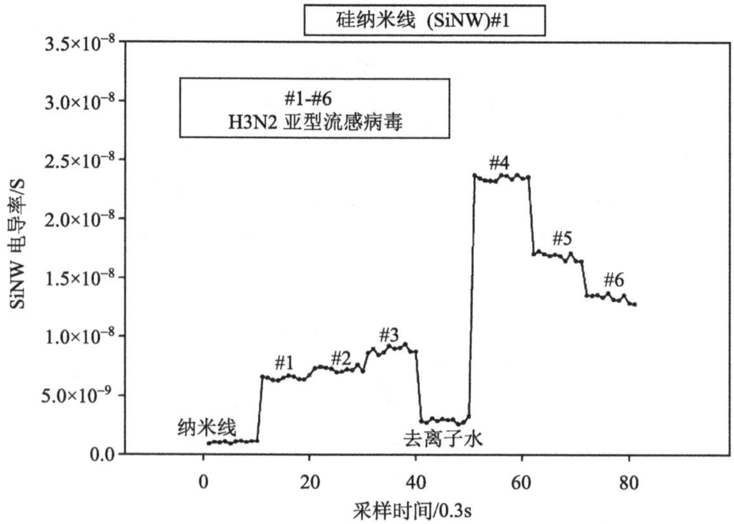

图 2-12　AES 在 20kV 采集病毒气溶胶的 SiNW-FET 检测数据(申芳霞，2014；Shen et al.，2011)

同时利用 RT-qPCR 方法对上述 6 个样品中的病毒浓度进行定量分析，基因扩增曲线如图 2-13 所示，箭头指示荧光信号阈值线和扩增曲线的交叉点对应的横坐标值为样品的 Ct 值。由图可见，样品#4 的 Ct 值最小，说明其病毒浓度最高，样品#5 的 Ct 值次之；对应图 2-13 中各个样品的硅纳米线电导值可以看出，样品#4、#5 的电导值也最高。根据图 2-10 中得到的标准曲线估算样品#4 的病毒浓度为

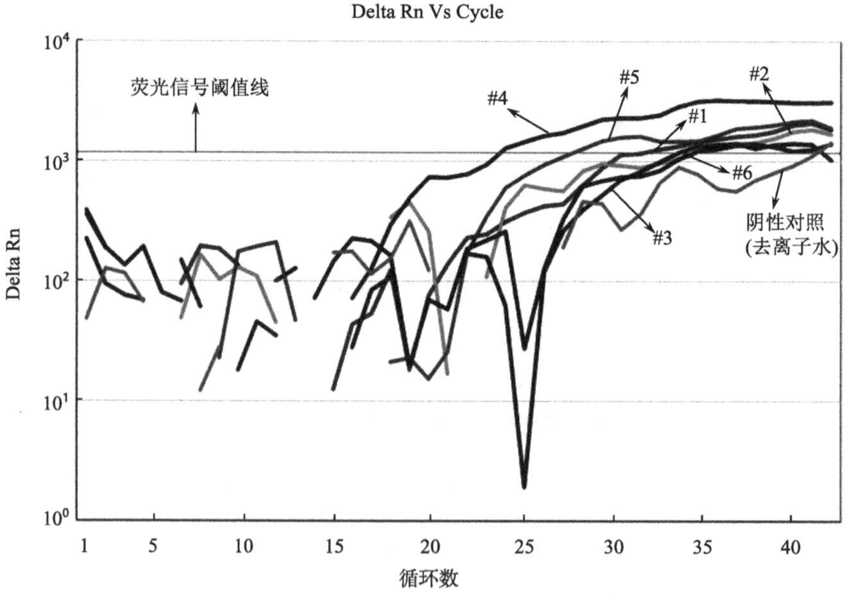

图 2-13　AES 采集的病毒样品的 RT-qPCR 扩增曲线

4×10^5 基因拷贝数/μl，其他 5 个样品的病毒浓度在 2×10^5~5×10^5 基因拷贝数/μl 之间。通过比较根据两种方法得到的监测结果，发现 SiNW-FET 生物传感器监测系统得到的病毒浓度与 RT-qPCR 扩增得到的结果比较一致，高浓度的流感病毒所对应的硅纳米线电导响应值也较高。

对于整个 SiNW-FET 生物传感器实时监测系统来说，系统监测能力除了受到 SiNW-FET 生物传感器本身的制约，样品收集部分对于其监测能力也非常重要。本研究中与 SiNW-FET 生物传感器连接的样品收集部分是自动静电场采样器 AES。不同的电场强度下自动静电场采样器 AES 的采样效率不同，因此除了在 20kV 的电场强度下采集病毒气溶胶外，还分别在 10kV、5kV 的场强下采集病毒气溶胶，将收集到的样品进行滴加实验，测试其对应的硅纳米线电导响应值，同时利用 RT-qPCR 对样品中病毒浓度进行定量分析。

图2-14为在不同电场强度下采集的病毒样品对应的电导数据图，样品#13~#17 分别对应不同场强下采集到的病毒样品，其电导值在 1×10^{-5} S ~2×10^{-5} S 之间；而利用 RT-qPCR 得到的病毒基因拷贝数在 1.8×10^4~7×10^7 基因拷贝数/μl 之间。由图可见，即使是在同等场强下采集的样品，其电导值也有一定差异，但是均远高于去离子水对硅纳米线造成的电导响应值，信噪比在100~200之间。相同场强下采集的样品对硅线电导值的影响存在差异，可能是由于雾化发生的病毒气溶胶的浓度动态变化以及静电场采样器采集效率波动造成的。另外，硅纳米线表面非特异性接触以及病毒核酸提取、RT-qPCR 扩增效率等也对 SiNW-FET 生物传感器和 RT-qPCR 的检测结果有一定影响，造成两种方法之间的差异。总体来说，对静电场采样器施加较高的采样电压时，采样器的采集效率也较高，可以采集到更多的病毒气溶胶，而高浓度的病毒所对应的硅纳米线电导值也较高。

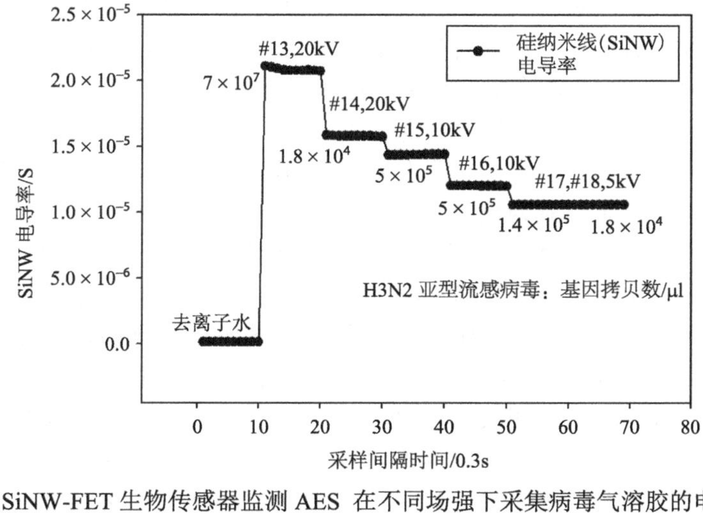

图 2-14　SiNW-FET 生物传感器监测 AES 在不同场强下采集病毒气溶胶的电导数据图

对于P型硅纳米线，携带正电荷的空穴是主要载流子，负电荷的积累会导致硅纳米线电导的上升。病毒颗粒的等电点小于pH7（Michen and Graule, 2010），因此病毒被采集到水溶液后就表现为携带负电荷。本研究中，对监测系统的特异性以及不同浓度流感病毒的响应进行了分析，结果表明，携带负电荷的流感病毒到达硅纳米线表面后的确导致了硅纳米线电导值的上升，浓度越高，硅纳米线电导响应值也越高，与理论推测一致。高浓度的流感病毒和硅纳米线表面特异性抗体结合的过程导致硅纳米线内主要载流子空穴的累积，从而导致硅纳米线电导显著升高。而对应低浓度的流感病毒，则需要确立一个信噪比阈值，当高于此阈值时，认为监测信号为阳性，反之则为阴性。对于基于抗原-抗体特异性结合反应的检测方法来说，如酶联免疫法（ELISA），都存在这样的对于低浓度检测的信噪比阈值的共性问题。总的来说，应用SiNW-FET生物传感器监测流感病毒时，微流体流速、环境样品干扰、硅纳米线表面修饰的抗体浓度、抗原-抗体动态结合等多种因素均会对硅纳米线电导产生影响。

4. SiNW-FET 生物传感器实时监测系统应用讨论

相比流感病毒的金标分析方法RT-qPCR，SiNW-FET生物传感器可以实现对病毒气溶胶的快速监测，同时检测限也更低。通过使用病毒标准品和阴性对照对硅纳米线电导值进行校正，有望实现病毒气溶胶的实时定量监测。

但是通过观察以上多组实验数据可以发现，在测试不同样品时电导值数量级相差比较大，在 10^{-5}~10^{-8}S 之间波动，主要由以下可能原因造成。第一，由于硅纳米线生长过程的不确定性，硅纳米线掺杂程度、粒径等会有微小差异，导致硅纳米线导电能力的差异，进而影响SiNW-FET生物传感器器件电导值的重复性；第二，硅纳米线电导值的变化，归因于携带负电荷的病毒抗原和硅纳米线表面抗体的动态结合，这种结合具有一定的随机性，会在一定程度上影响SiNW-FET生物传感器器件检测结果的可重复性；第三，SiNW-FET生物传感器表面修饰的抗体浓度亦会对监测结果产生影响，当硅纳米线表面抗体浓度较高时，一方面病毒抗原容易和抗体发生结合，另一方面由于抗体之间比较拥挤，抗体在硅纳米线表面可能为直立状态，那么病毒和抗体的结合位点就会距硅纳米线表面比较远，可能会导致病毒和抗体结合对硅纳米线产生的外加电场作用被屏蔽，而抗体浓度较低时，病毒-抗体之间结合位点距离硅纳米线较近，结合过程产生的外加电场效应对硅纳米线电导的影响不会被屏蔽，但是低浓度的抗体可能会导致病毒和抗体的结合难度增大；第四，病毒和抗体的结合是可逆的，当病毒溶液样品从硅纳米线表面流经时，大部分病毒颗粒和抗体接触后会在水流的作用下迅速离开，但也可能会存在微量的病毒和抗体逐渐形成稳定复合物残留在硅纳米线表面，难以去除，进而导致病毒溶液表面可结合的抗体浓度下降，影响生物传感器的监测灵敏度；第五，在自动静电场采样器 AES 采集的样品经过管道输运到传感区域时，病毒颗粒可能会附着在管道表面，造成一定的损失，进而导致测试数据的偏差。

针对以上 SiNW-FET 生物传感器测试过程中存在的问题，可以采取以下措施减小测试误差。第一，严格控制好纳米线生长、器件组装到抗体修饰以及样品输运等多个过程；第二，对 SiNW-FET 生物传感器器件进行抗体修饰时，通过对照试验确定修饰抗体的最佳浓度，确保抗体浓度、抗体孵育时间等的统一性；第三，在每个传感器器件用于监测病毒样品前，分别利用阴性对照、病毒标准品对其电导值进行校正；第四，确立合适的微流体流速，保证病毒样品经过器件时停留时间一致，避免停留时间过长形成稳定的病毒-抗体复合物；第五，尽量缩短 AES 样品采集凹槽到 SiNW-FET 生物传感器芯片传感区域之间的样品输运距离，使用能够减少样品吸附的输运管道，降低样品输运过程中的病毒颗粒的损失。

总的来说，基于 SiNW-FET 生物传感器的微生物气溶胶实时监测体系通过将自动静电场采样器、SiNW-FET 生物传感器以及微流控集成到一起，实现了流感病毒气溶胶的实时在线监测，灵敏度高，检测限低，选择性好，能够区分不同亚型的流感病毒气溶胶，具有物种甄别的功能。空气中出现的生物气溶胶信号通过该监测系统被快速转换为电信号，可以通过无线网络传输模块传输至手机、平板电脑等手持平台。当空气中有危险的生物信号如流感病毒、炭疽杆菌等有害气溶胶出现时，通过该监测体系可以起到生物预警的作用。作为基础研究，在应用于实际环境中的生物气溶胶监测时，还需要对监测系统进行优化。通过研发大流量的微生物气溶胶采样器，将其与 SiNW-FET 生物传感器相结合，可以提高监测系统对空气中低浓度微生物气溶胶的监测能力；通过在硅纳米线表面修饰多种特异性抗体或者普适性生物识别分子，或者利用微阵列等手段在不同的硅纳米线上修饰不同抗体，可以实现对多种不同种类的微生物气溶胶的实时监测。通过将自动静电场采样器便携化，将硅纳米线生物传感器监测单元和信号放大单元微型化，可以将该监测系统制备为可携带的微生物气溶胶实时监测仪，用于对空气中病毒、细菌等的实时监测。

笔者在致病微生物监测研究中的成果对于大范围流行的传染性疾病的监控有着重要意义，尤其是在流行病暴发期间，可以用于人群密集场所、医院、办公楼、养殖场等公共场所环境中的一种或几种致病微生物的动态监测，起到预警作用，对及时采取应对控制措施、降低传染性疾病带来的损失具有关键的指导作用。

参 考 文 献

曾光, 郑锡文. 1989. 现代传染病监测. 中华流行病学学杂志, 10(3): 179-184
陈健, 刘洋, 夏清云, 等. 2007. 中央空调冷却水和冷冻水系统军团菌的污染. 环境与健康杂志, 24(5): 330-333
陈梅萍, 孙晓红, 姜文洁, 等. 2014. 环介导恒温扩增技术可视化检测携带 tdh 基因的致病性副溶血弧菌. 食品工业科技, 24: 71-75
杜玉萍, 陈清, 柯雪梅, 等. 2007. 抗副溶血弧菌 TLH 蛋白多克隆抗体的制备及其 ELISA 双抗体夹心检测法的研究. 华南预防医学, 1: 19-21, 26
付亚南, 向莉. 2013. 室内尘螨过敏原监控及其对儿童哮喘防控效果研究进展. 环境与健康杂志, 30(3): 274-278
李振, 潘春枝. 2007. 公共场所中央空调冷却水中军团菌检测结果分析. 中国社区医师, 11(9): 22-24
饶才鑫. 1994. 水质保护与水质传染病的预防. 城市公用事业, 8(5): 20-23
申芳霞. 2014. 微生物气溶胶监测新方法及其应用研究. 北京大学博士学位论文
孙劲旅, 陈军, 张宏誉, 等. 2004. 尘螨过敏原分子生物学特性. 国外医学: 寄生虫病分册, 30(5): 196-202
王婧, 赵琦, 赵根明. 2010. 传染病监测和预警系统研究进展, 11(7): 753-755
吴双胜, 杨鹏, 石伟先, 等. 2013. 2007—2012 年北京市流感样病例和流感病原学监测. 国际病毒学杂志, ISTIC, 20(1): 11-16
夏晓敏, 汪建君, 陈立奇, 等. 2010. 厦门市区 10 月份大气气溶胶中细菌群落结构的初步研究. 厦门大学学报(自然科学版), 49(5): 682-687
许学斌, 郑英杰, 金汇明, 等. 2003. 上海市中央空调冷却水军团菌污染现况调查, 24(5): 424
杨靖亚, 徐莉, 张建, 等. 2014. 一种抗副溶血弧菌耐热溶血毒素单克隆抗体及其制备方法. 中华人民共和国, ZL 2011 1 0056576.6
杨瑞馥, 韩延平, 宋亚军, 等. 2002.炭疽芽孢杆菌检测鉴定技术研究进展. 微生物学免疫学进展, 30(2): 53-66
张惠力, 周明浩, 张琦, 等. 2009. 静电场采样装置对室内空气中过敏原采集效率的研究. 环境监测管理与技术, 2: 57-59
甄世祺, 张惠力, 周明浩, 等. 2010. 新型静电场采样器采集流感病毒研究. 江苏预防医学, 21(3): 1-3
甄世祺, 张惠力, 周明浩, 等. 2011. 尘螨过敏原 Derp 和 Derf 自然荷电量的初步研究. 江苏预防医学, 22(1): 7-10

Adhikari A, Reponen T, Grinshpun S, et al. 2006. Correlation of ambient inhalable bioaerosols with particulate matter and ozone: A two-year study. Environ Pollut, 140 (1): 16-28

Blachere F M, Lindsley W G, Slaven J E, et al. 2007. Bioaerosol sampling for the detection of aerosolized influenza virus. Influenza and Other Respiratory Viruses, 1 (3): 113-120

Cheng M, Cuda G, Bunimovich Y, et al. 2006. Nanotechnologies for biomolecular detection and medical diagnostics. Curr Opin Chem Biol, 10 (1): 11-19

Cox C S, Wathes C M. 1995. Bioaerosols Handbook. Boca Raton: CRC Press

Duchaine C, Thorne P S, Mériaux A, et al. 2001. Comparison of endotoxin exposure assessment by bioaerosol impinger and filter-sampling methods. Appl Environ Microbiol, 67 (6): 2775-2780

Duong L M, Jeewon R, Lumyong S, et al. 2006. Dgge coupled with ribosomal Dna gene phylogenies reveal uncharacterized fungal phylotypes. Fungal Divers, 23 (1): 121-138

Fierer N, Liu Z, Rodríguez-Hernández M, et al. 2008. Short-term temporal variability in airborne bacterial and fungal populations. Appl Environ Microbiol, 74 (1): 200-207

Han T, Mainelis G. 2008. Design and development of an electrostatic sampler for bioaerosols with high concentration rate. J Aerosol Sci, 39 (12): 1066-1078

He Q, Yao M. 2011. Integration of high volume portable aerosol-to-hydrosol sampling and Qpcr in monitoring bioaerosols. J Environ Monit, 13 (3): 706

Just N, Kirychuk S, Gilbert Y, et al. 2011. Bacterial diversity characterization of bioaerosols from cage-housed and floor-housed poultry operations. Environ Res, 111 (4): 492-498

King M D, Mcfarland A R. 2012. Use of an andersen bioaerosol sampler to simultaneously provide culturable particle and culturable organism size distributions. Aerosol Sci Technol, 46 (8): 852-861

Ko G, Simmons Iii O D, Likirdopulos C A, et al. 2008. Investigation of bioaerosols released from swine farms using conventional and alternative waste treatment and management technologies. Environ Sci Technol, 42 (23): 8849-8857

Lighthart B, Brenda S. 1995. Viable bacterial aerosol particle size distributions in the midsummer atmosphere at an isolated location in the high desert chaparral. Aerobiologia, 11 (1): 19-25

Madsen A M, Sharma A K. 2008. Sampling of high amounts of bioaerosols using a high-volume electrostatic field sampler. Ann Occup Hyg, 52 (3): 167-176

Mainelis G, Berry D, Reoun An H, et al. 2005. Design and performance of a single-pass bubbling bioaerosol generator. Atmos Environ, 39 (19): 3521-3533

Mainelis G, Grinshpun S A, Willeke K, et al. 1999. Collection of airborne microorganisms by electrostatic precipitation. Aerosol Science and Technology, 30 (2): 127-144

Michen B, Graule T. 2010. Isoelectric points of viruses. Journal of Applied Microbiology, 109 (2):

388-397

Pankhurst L J, Whitby C, Pawlett M, et al. 2012. Temporal and spatial changes in the microbial bioaerosol communities in green-waste composting. FEMS Microbiology Ecology, 79(1): 229-239

Predicala B Z, Urban J E, et al. 2002. Assessment of bioaerosols in swine barns by filtration and impaction. Current Microbiology, 44(2): 136-140

Pyankov O V, Agranovski I E, Pyankova O, et al. 2007. Using a bioaerosol personal sampler in combination with real-time PCR analysis for rapid detection of airborne viruses. Environ Microbiol, 9(4): 992-1000

Rintala H, Pitkaranta M, Toivola M, et al. 2008. Diversity and seasonal dynamics of bacterial community in indoor environment. BMC Microbiol, 8(1): 56

Rooks R. 1948. A device for the electrostatic precipitation of bacteria and fungus spores upon culture plates. Journal of Allergy, 19(3): 200-205

Shen F X, Tan M M, Wang Z X, et al. 2011. Integrating silicon nanowire field effect transistor, microfluidics and air sampling techniques for real-time monitoring biological aerosols. Environmental science & technology, 45 (17): 7473-7480

Sowiak M, Bródka K, Buczyńska A, et al. 2012. An assessment of potential exposure to bioaerosols among swine farm workers with particular reference to airborne microorganisms in the respirable fraction under various breeding conditions. Aerobiologia, 28(2): 121-133

Springorum A C, Clauß M, Hartung J. 2011. A temperature-controlled Agi-30 impinger for sampling of bioaerosols. Aerosol Sci Technol, 45(10): 1231-1239

Sykes P, Jones K, Wildsmith J D. 2007. Managing the potential public health risks from bioaerosol liberation at commercial composting sites in the UK: An analysis of the evidence base. Resources, Conservation and Recycling, 52(2): 410-424

Tan M M, Shen F X, Yao M S, et al. 2011. Development of an automated electrostatic sampler (AES) for bioaerosol detection. Aerosol Science and Technology, 45(9): 1154-1160

Tan M, Shen F. 2011. Development of an automated electrostatic sampler(AES) for bioaerosol detection. Aerosol Science and Technology, 45(9): 1154-1160

Tsai M, Liu H. 2009. Exposure to Culturable airborne bioaerosols during noodle manufacturing in central Taiwan. Sci Total Environ, 407(5): 1536-1546

Urbano R, Palenik B, Gaston C J, et al. 2011. Detection and phylogenetic analysis of coastal bioaerosols using culture dependent and independent techniques. Biogeosciences, 8(2): 301-309

Usachev E V, Pankova A V, Rafailova E A, et al. 2012. Portable Automatic bioaerosol sampling system for rapid on-site detection of targeted airborne microorganisms. J Environ Monit, 14(10):

2739-2745

Vilavert L, Nadal M, Figueras M J, et al. 2012. Volatile organic compounds and bioaerosols in the vicinity of a municipal waste organic fraction treatment plant. Human Health Risks. Environmental Science and Pollution Research, 19(1): 96-104

Wang-Li L, Li Q, Byfield G E. 2013. Identification of bioaerosols released from an egg production facility in the southeast United States. Environ Eng Sci, 30(1): 2-10

Xu Z, Wei K, Wu Y, et al. 2013a. Enhancing bioaerosol sampling by andersen impactors using mineral-oil-spread agar plate. PLoS ONE, 8(2): e56896

Xu Z, Yao M. 2013b. Monitoring of bioaerosol inhalation risks in different environments using a six-stage andersen sampler and the Pcr-Dgge method. Environ Monit Assess, 185(5): 3993-4003

Yao M H, Mainelis G. 2006. Effect of physical and biological parameters on enumeration of bioaerosols by portable microbial impactors. Journal of Aerosol Science, 37(11): 1467-1483

Yao M, Mainelis G. 2005. Inactivation of microorganisms using electrostatic fields. Environmental Science and Technology, 39(9): 3338-3344

Yao M, Mainelis G. 2007. Analysis of portable impactor performance for enumeration of viable bioaerosols. Journal of Occupational and Environmental Hygiene, 4(7): 514-524

第 3 章　传染病疫情监测

疾病监测是疾病管理工作向科学化、规范化、系统化迈进的重要步骤，是卫生防疫工作现代化的必然趋势。疾病监测是指系统、完整、连续和规则地观察疾病在一地或各地分布动态，调查其影响因素，以便及时采取正确防治对策与措施的方法，是疫情报告深入的发展。目前我国建立了全国疾病监测中心和分布全国城乡各地的监测体系，为我国疾病尤其是传染病的预防与控制提供了全面、快速的信息和技术支撑。疾病(特别是传染病)监测工作已成为疾病防治工作的关键措施之一(熊鸿燕，2009)。

目前全球传染病流行情况十分严峻，新老传染病对健康的威胁交替发生，在全球公共卫生安全受到前所未有的威胁的同时，对传染病的监测预防和控制措施也面临着极大的挑战。监测是持续、系统地收集、分析并解释疾病相关数据以支持公共卫生行动，将在时间上分散的这些数据密切整合发布给需要的人，并采取公共卫生行动减少发病率和死亡率以改善公共卫生(Thacker，1983)。传染病监测的目的是为控制传染病进行决策、方案制订、措施的实施、效果评价和调整有关政策服务，最重要的是通过早期监测发现传染病的流行，及时采取控制措施(曾光和郑锡文，1989)。

随着计算机信息技术的迅速发展，新型的传染病监测手段和方法如卫星遥感监测、传染病流行地理信息预测系统、多因素影响的传染病预测数学模型等将得到建立，传染病监测的准确度和应用范围有望得到进一步提高和扩大。

3.1　传染病疫情调查

传染病疫情调查一方面通过现场观察、实验及数学模型等研究方法分析和辨识传染病病因，另一方面在传染病疫情调查中获得的大量数据、资料为疫情预防和控制、卫生策略的制定提供服务，它是一项有目的的科学活动。传染病疫情调查和研究是传染病疫情防控工作人员的一项最基本、最经常的工作。当处理某暴发疫情时，首先要进行调查研究，包括：了解暴发是怎样发生的，目前的疫情怎样，疫情发展趋势如何，等等。同一种传染病在不同地区、不同时间及不同的社会经济情况下，其发病频率与分布可有明显的差异，若要清晰阐述产生这些差异的原因，同样也需要进行疫情调查和研究。许多在传染病疫情防控中的实际问题往往只有通过调查研究才能获得解决的方法。

重大传染病疫情的暴发和流行不仅制约经济的发展、严重威胁人类健康，还给社会稳定和国家安全带来了极大的威胁和挑战，是当今预防医学和疾病控制的热点和难点，近年来越来越受到各国政府、公共卫生机构和科研人员的高度重视。2003 年“SARS”事件后，我国先后启动了“国家救灾防病报告管理信息系统”和“传染病疫情网络直报系统”，为传染病疫情调查提供了数据采集、存储和传输的技术支撑，一定程度上提高了我国传染病疫情防控水平。2009 年中科院自动化研究所联合军事医学科学院疾病预防控制所等单位研发了“军队重大疫情现场流行病学调查与智能分析系统”，主要用于突发传染病疫情现场的电子化流行病学数据采集、分析、辅助判断和智能分析，显著提高了处置传染病疫情的时效性和科学性，对于降低发病率和病死率有重要意义。目前，我国重大传染病疫情现场应急处置中，急需建立一个包括疫情实时监测、数据采集分析、疫情辅助判别、疫情发展趋势预测和现场处置优化控制的完整系统。

3.1.1　疾病分布

疾病分布(distribution of disease)又称疾病的群体现象。它是以疾病的频率为指标，描述疾病在不同地区、时间和人群的分布现象(简称疾病的“三间”分布)。疾病的分布受致病因素、环境因素及人群特征等因素的影响，是一个经常变动的过程。其目的是通过对疾病流行的基本特征的认识，为临床诊断和治疗决策提供依据；为疾病的研究提供病因线索，并指出进一步研究的方向和途径；确定卫生防疫的重点，为合理制定疾病的防治、保健策略和措施提供科学的依据。

1. *疾病分布测量的指标*

1) 发病频率测量指标

(1) 发病率

发病率(incidence)是指一定时期（年度、季、月）内特定人群中发生某病新病例的频率。发病率有发病密度(incidence density，ID)和累计发病率(cumulative incidence，CI)之分。

累计发病率表示观察期内某疾病事件在确定数量人群中的发生比例，说明一定时期该人群中任一个体发生某病的危险性或可能性。计算发病率时需考虑发病时间、观察时间、暴露人口数和新发病例数等因素。

$$\text{某病发病率}=\frac{\text{某年（期）某人群中发生的新病例数}}{\text{同年（期）该人群暴露人数}}\times K$$

式中，K=1000‰、10 000/万或 100 000/10 万。

发病密度表示单位时间内人群中某疾病事件出现的平均概率水平，是疾病瞬时发生率的度量，一般表示为一定时期内特定人群中某病新病例数除以该人群各个研究对象观察时间总和的商，主要用于大的地域空间、大数量人群中疾病发生频率的测量与比较。例如，在队列研究、现场试验等随访性研究或有人口流动时常用的“人年”等。

发病率是描述疾病分布特征、探讨发病因素、提出病因假设和评价防疫措施效果常用的频率指标，对于死亡率很低或不致死的疾病尤其重要。对于不同病种和性别、年龄、职业、地区、人群等可分别统计，计算其发病率，称发病专率，但计算时要注意分子和分母应来自同一总体。在比较两个地区的发病率时，应考虑年龄、性别等的构成。

(2) 罹患率

罹患率(attack rate)是指短时间较小范围内新发病例的频率，观察时间以小时、日、周、月为单位，分子为新病例数，分母是暴露人数。计算此率应注意暴露人口数和暴露时间的准确性。罹患率的优点是能根据暴露程度较精确地计算发病概率。在探讨流行或暴发原因时经常使用罹患率。

$$\text{罹患率}=\frac{\text{观察期内的新发病例数}}{\text{同时暴露人口数}}\times K$$

式中，K=100%或1000‰。

(3) 续发率

一个家庭、一个病房或一个班级等单位内发生传染病时，继首发病例后，在最短至最长潜伏期之间发生的患者为继发病例(二代病例)。以继发病例数为分子，以首发病例的易感接触者总数为分母，所得商为继发率(secondary attack rate，SAR)，常以百分数表示。此率可用于比较某传染病传染力的强弱、分析传染病的流行因素、评价防疫措施等。

$$\text{某病的继发率}=\frac{\text{一个潜伏期内易感接触者中发病人数}}{\text{易感接触者总人数}}\times K$$

式中，K=100%。

2) 患病频率测量指标

(1) 患病率

患病率(prevalence)也称现患率或流行率，是指某特定时间内总人口中某病新旧病例所占比值。患病率包括时点患病率(point prevalence)和期间患病率(period prevalence)。按一定时刻计算的患病率称时点患病率，“时点”在理论上是不确定的，实际调查时要尽可能缩短时间，一般不超过一个月时仍认为是时点患病率，是应用较多的患病率。如果特定时间是一段时间，比如超过一个月，则称为期间患病率。

$$\text{某病患病率}=\frac{\text{某期间（时点）新旧病例数}}{\text{同期平均人口数}}\times K$$

式中，K=100%、10 000/万或 100 000/10 万。

患病率受发病率和病程长短的影响，如果某病发病率、病程和现患率在相当长时间内是比较稳定的，则患病率（P）和发病率（I）及病程（D）三者的关系为 $P=I\times D$。患病率是现况调查得出的频率，常用来分析病程长的慢性病的发生或流行情况，如地方性疾病、心血管病、血吸虫病等的流行因素和防治效果等。患病率可为医疗资源的合理使用、医疗质量的评估等提供科学的依据。

（2）感染率

感染率（prevalence of infection）是指在特定时间内所调查的人群中某病现有感染者人数所占的比例。其性质与患病率相似，可用病原学或血清学方法检测感染者。

$$\text{某病感染率}=\frac{\text{调查时某病感染人数}}{\text{调查时受检人数}}\times K$$

式中，K=100%。

感染率在流行病学调查中广泛应用，常用于某些传染病或寄生虫病的感染情况、防治效果和流行态势分析，特别是在那些有较多隐性感染、病源携带及轻型和不典型病例的疾病调查中较为常用。

3）死亡频率测量指标

（1）病死率

病死率（case fatality rate）表示一定时间内患某病的全部患者中因该病死亡者的比例。

$$\text{某病的病死率}=\frac{\text{一定时间内因某病死亡人数}}{\text{同时期确诊某病的患者数}}\times K$$

式中，K=100%。

病死率反映疾病的危重程度，也可反映医疗救治水平。病死率多用于急性病，较少用于慢性病。

（2）死亡率

死亡率（mortality rate，death rate）是在一定时期内，在一定人群中总死亡人数与该人群同期平均人口数之比。

$$\text{死亡率}=\frac{\text{某人群某年总死亡人数}}{\text{该人群同年平均人口总数}}\times K$$

式中，K=1000‰、100 000/10 万。

上述公式计算的死亡率又称粗死亡率（crude death rate），反映一个人群总的死亡水平，是用来衡量某人群因病、伤死亡危险（机会）大小的指标。

按年龄和其他人口组成成分如性别、种族、职业等计算的死亡率为死亡专率（specific death rate）。

2. 疾病流行的强度

疾病流行的强度是指某病在某地某人群中一定时期内发病数量的变化及其特征，常有散发、暴发和流行等类型。

1) 散发

散发(sporadic)是指某病发病人数不多，病例间无明显的相互传播关系，或者在一定地区呈历年一般发病水平，称为散发。

在一个稳定的社会人群中，某病呈散发的原因有以下四点：①该病常年流行，人群有一定的免疫力或因接种疫苗维持着人群免疫水平；②隐性感染为主的传染病，如脊髓灰质炎、病毒性肝炎等，其病例不易集中发生；③传播途径比较难于实现的传染病，或感染机会少的传染病，如狂犬病；④潜伏期长的传染病，如麻风病等。

2) 暴发

某集体单位或局部地区短时间内突然发生许多相似病例的现象，称为暴发(outbreak)。所谓短时间，主要是指在该病的最长潜伏期内。暴发原因主要是通过共同的传播途径而感染，或有共同的传染源。

3) 流行

某地区某病的发病率显著超过历年的散发发病水平时称为流行(epidemic)。它是与散发相比较的流行强度指标。各地区应根据不同病种和不同时间及不同历史情况作出是否为某病流行的判断。如果某地某病达到流行水平，意味着有促进发病率升高的因素起作用，需引起注意。有些传染病隐性感染占感染者的大多数，当它流行时显著病例可能不多，而实际感染率却很高，称为隐性流行。脊髓灰质炎和流行性乙型脑炎常有这种现象。

大流行(pandemic)则是指某病的发病蔓延迅速，涉及地域广，人口比例大，在短时期内可以跨过省界、国界甚至洲界，形成世界性流行。历史上全球曾发生鼠疫、流感大流行等。

3. 疾病分布的形式

1) 人群分布

人群可依据不同特征，如性别、年龄、职业、种族、民族、婚姻状况、宗教信仰行为、文化水平、经济收入及生活习惯等分组。许多疾病的发病率随这些不同的人群组而有差异，其原因主要是由于对致病因子暴露机会与程度和自身的感受性等不同所致。比较不同人群分布特征，有助于探讨流行因素与病因。

2) 时间分布

探讨人群与地区分布不能离开时间因素，当考虑流行病学各频率指标时，必须结合时间来判断每项指标的意义。疾病的时间分布是不断变动的，主要表现为四种类型。

(1) 短期波动(rapid fluctuation)

短期波动也称为点流行或暴发。疾病集中在一个集体或固定人群中，短时间内发病数突然增多，称为短期波动。其多是由于在短期内接触同一致病因子而引起，由于潜伏期不同，发病有先后。

(2) 季节性(seasonal variation)

疾病在每年的一定季节内发病率升高，称季节性。影响季节性的原因比较复杂，包括各种自然和社会因素，如气候条件、媒介昆虫、野生动物、家畜生长繁殖，以及生活、生产、风俗习惯、卫生水平等。

(3) 周期性(periodicity)

某些传染病若干年发生一次流行，并具有规律性，称为疾病的周期性。例如，从历史统计资料来看，流行性感冒每隔 10～15 年流行一次。形成周期性的原因主要是由于易感人口的积累或病原体抗原发生明显的变异。

(4) 长期变异(secular variation)

长期变异是指在一个相当长的时间，通常为几年、几十年或更长时间内，疾病的感染类型、病原体种类及宿主，随着人类生活条件的改变、医疗技术的进步、自然条件的变化而发生的显著变化。

3) 地区分布

流行病学中的“地区”是指人们居留的空间。在世界范围内可按国家、洲划分地区；在一个国家内可按行政区划分；也可根据不同地理条件划分为山区、平原、湖泊、森林、草原等以及其他不同自然环境因素来描述分布。疾病在不同地区分布不同，且不断变动。形成疾病地区分布差异的原因较复杂，一般来说主要有：环境因素(包括地理、地形、水源、土壤、气象等)、人群社会文化背景(包括生产、生活、交通、文化水平等)、人群风俗习惯、人群遗传特征等。

3.1.2　流行病学调查

流行病学调查是指用流行病学的方法进行的调查研究，主要用于研究疾病、健康和卫生事件的分布及其决定因素。通过这些研究将提出合理的预防保健对策和健康服务措施，并对其实施效果进行评价。流行病学调查是传染病预防控制的关键措施和重要工作环节，其主要目的是：核实诊断，查找传染源和传播途径；确定和追踪密切接触者及一般接触者，进行分类管理，防止疾病的进一步传播；掌握疫情波及范围和影响因素，为疫情的处理提供依据；为进一步阐明疾病自然史、流行病学特征及规律提供研究线索。

流行病学基本上是一门归纳性的科学(Frost，1941)。流行病学通过 “描述”

与“分析”两个方面来体现其归纳性，主要工作内容包括病例的个案调查、接触者追踪，以及资料管理和利用。

1. 流行病学研究常见方法

1) 描述性研究

描述性研究是流行病学研究的基础，主要方法为现况研究，通过调查描述疾病的分布和各种可疑致病因素的关系，提出病因假说。

2) 分析性研究

分析性研究一般是选择一个特定的人群，对由描述性研究提出的病因或流行因素的假设进行分析检验。它又分为病例对照研究和队列研究。

3) 实验法

流行病学实验是在人群现场中进行的，将观察人群随机分为试验组和对照组，给试验组施加某种干预措施，通过随访观察，判定干预措施的效果，进一步验证假说。

2. 流行病学调查研究的基本步骤

1) 制订调查设计方案

制订调查设计方案包括资料搜集、整理和分析资料的计划。其中，搜集资料的计划在整个流行病学调查方案设计中占主要地位，包括以下内容。

(1) 明确调查目的和指标。调查目的有两类，一是了解参数，用以说明总体的特征，如了解某地中学生患乙型肝炎情况；二是研究事物或现象之间的关系，以探求人群健康的有关因素或探索病因，如研究乙型肝炎的发病原因和相关因素，将调查目的具体化为指标。

(2) 确定研究对象和观察单位。调查对象是根据研究目的确定的调查总体的同质范围；观察单位是要调查的总体中的个体，也是统计计算的单位。

(3) 选择调查方法。调查方法按调查范围，可分为全面调查和非全面调查。全面调查是对总体中每个个体都进行调查，如人口普查、某种疾病的普查；非全面调查又分为典型调查和抽样调查。典型调查是有意识选择好的、中间型的或差的典型进行调查；抽样调查是从总体中随机抽出一部分进行调查，是医学研究中常用的方法。

(4) 决定采取的调查方式。有直接观察、采访、填表和通信四种调查方式。前两种方式由调查人员亲自参与和记录，调查质量可靠；后两种方式由被调查者自己填写。

(5) 设计调查项目和调查表。调查项目包括备查项目和分析项目。备查项目用于核查资料，如被调查者的姓名、性别、住址、电话及调查者和调查日期。分析项目用于计算统计指标，分析健康相关因素或病因。备查项目不可过多，但不能缺少必要的分析项目。另外，将调查项目按逻辑顺序排列即可成为调查表。

(6)估计样本含量。若进行抽样调查，需估计样本含量，其方法有查表法和公式计算法。

2)制订调查实施方案

调查实施方案包括：调查准备，调查人员的培训，统一调查方法。可开展预调查，获得经验，完善调查方案。

3)正式调查

调查时把好质量关，保证收集的资料完整、准确、及时。

4)撰写调查报告

整理、分析资料，写出调查报告。

3.2　疫情分析原理

3.2.1　调查数据分析

传染病的流行病学调查是实施疫情分析的的第一步。通过流行病学调查可以搜集、获得大量的数据资料，只有具备完整的研究资料才能提供好的研究结果。

1. 数据整理

调查资料的核实与补充：在处理数据之前，对调查资料必须反复核对，力求全面与准确。如发现遗漏，应补充调查；如对真实性有怀疑，应重新调查。为了衡量调查质量，也可随机抽查部分调查对象进行重复调查，计算符合率，评价其可靠性。如采用计算机分析，则按设计和程序及相应的编码，由调查进行编码，输入电子计算机储存，供分析用。

数据整理应有层次，由粗至细，层层深入，循序渐进。一般从描述性数据入手，可按发病的时间、单位、患者特征、临床特点或暴露因素等种种不同的特性进行分组。例如，人群可按性别、年龄、职业等分组；地区按城乡等分组；时间按年、月、周等分组。分组的粗细按具体的需要而定。

2. 调查资料的统计学处理

首先对分组后的数据，计算发病和患病频率测量指标，如发病率、发病密度、患病率、感染率等来描绘疾病的分布及变动趋势等，可初步发现各因素与疾病间的关系，存在何种差异。然后计算有关的率值、构成比、相对危险度或比值等指标，进行统计学检验，绘制统计图、表。对各单因素之间采用对比或相关的统计方法，分析各因素之间有无相关及相关程度等。统计学处理后，可显示出数据的主要特征及各数据间的关系，对研究结果有初步的结论。在整理过程中如发现影响目标传染病的因素是复杂的，且可能是多因素的综合作用，则需作多因素分析。同时应用流行病学原理与方法，采用分类、分析、综合比较与各种归纳推理方法来研究分析疾病的规律性。

3.2.2　疫情分析

调查或实验的资料经整理与分析后，当获得概括性的、有意义的结果时，要充分估计是否有偏倚存在，并结合医学、生物学等知识，运用逻辑推理法作进一步讨论与解释。

1. *分析方法*

1)描述与分析流行过程特征

三个流行环节与两个因素是流行过程的内在决定因素(本质)，而流行特征则是流行过程的外部表现(现象)。要从流行特征入手，由表及里地分析流行过程。

2)应用分析性研究方法

在暴发调查中常应用病例对照研究方法分析致病因素。例如，细菌性食物中毒暴发时，可把患者中吃过某种食品的人所占的比例与非患者中的这一比例加以比较，如差异有统计学意义，可判定该食品为可疑致病食物；也可应用队列研究方法，比较食用和未食用某食品人的罹患率，可判定该食品是否为致病食物。也可通过对比与相关分析方法判断流行因素。

3)运用排除法分析

对可以引起疾病暴发或流行的所有因素逐个加以分析，针对本次暴发或流行的特点，排除那些可能性不大的因素，最后确定某一最可能的或主要的因素。在诊断疾病、判断传播途径和传染源时，通常运用排除法。

4)综合分析

综合分析即把各方面的资料综合起来加以分析判断。暴发与流行调查本身就是一种综合性调查分析方法。从方法学角度来看，它既包含了描述性研究，也包含了分析性研究，有时还包含实验性研究。

2. *传播方式分析*

传播方式与传播途径相联系，如能判明传播方式，有利于分析与判断传播途径。传播方式有两种基本形式。共同媒介传播(common vehicle transmission)，又称共源性传播，即一个易感人群中的成员因暴露于共同传播媒介而引起的传播，如水、食品与空气等媒介。由共同媒介传播引起的疾病，其流行曲线(epidemic curve)因暴露于共同媒介的时间和次数不同而不同。当易感者同时一次暴露于共同媒介时，则流行曲线只出现一个发病高峰(单峰型)，全部病例均发生在一个潜伏期的全距内(全距 = 该病最长潜伏期-最短潜伏期)，此型称为暴发型。当易感者为持续暴露于共同媒介时，其流行曲线虽然也呈单峰型，但峰期较宽，病例分布明显超过一个潜伏期全距，此型称为暴发性流行。当易感者多次暴露于共同媒介时，其流行曲线可能出现多个峰，每个峰期的宽度与每次暴露持续时间密切相关。由共同媒介传播引起的疾病，一般无性别、年龄与职业分布差异。连续传播性流行(propagted epidemic)，即病原体从一个受染者转移到另一个或多个易感者，如此连续下去形成的流行。病原体可通过接触、空气飞沫、节肢动物或其他媒介物传播。连续传播性流行的持续时间均明显长于一个最长潜伏期，流行曲线可呈单峰型、多峰型或不规则型。流行曲线呈单峰型时，峰期较宽，也称暴发性流行。

3. 传播途径分析

在推断传播方式的基础上，应进一步分析传播途径、传播媒介与流行因素。根据分布特征、传播方式、疾病发生的条件、检验的结果对传染病的传播途径的可能性逐一进行分析，判断其作用的有无或主次。可从首发病例倒推一个最短潜伏期，或从发病高峰倒推一个平均潜伏期，以确定受染时间。对可疑传染源及患者的血液、排泄物等进行采样，通过病原学、血清学检验判定致病微生物是否具有同源性。

4. 传染源追溯分析

在传染病暴发或流行时，应该找出引起暴发或流行的传染源，具体步骤与方法如下：确定受染日期，判定传播媒介；追溯污染传播媒介的可疑人员；对可疑人员应逐个进行病史、临床表现调查，并做病原学与血清学检验。传染源、受染者及媒介物上的病原体应该具有同源性，但水源污染时，病原体种类可能复杂。

5. 防疫措施效果评价分析

对一次暴发或流行采取的措施应进行效果评价。在评价防疫措施效果时，应注意区分发病率的下降是流行自然终止还是防疫措施作用的结果。评价防疫措施效果主要根据发病率的下降趋势与速度，即流行曲线的变化情况，由于采取的预防措施只能防止受染，不能防止已感染者发病，因此在采取措施之后的一段时间内(该病的最长潜伏期)仍有发病，甚至措施开始后不久(平均潜伏期内)发病数有上升趋势。采取的措施如果是有效的，经过该病一个平均潜伏期后发病数应明显下降，经一个最长潜伏期发病应基本终止；但也不能完全排除与疾病自然终止的偶合。

3.3 病程模型

在传染病疫情预测与控制中，病程是模型中的关键参数，这里主要讨论潜伏期和发病期的病程。影响病程的因素很多，如年龄、性别、免疫状态、气候条件、感染病毒数量、暴露方式等(蔡全才，2004；柴冰，2008)，因此病程通常按一定规律随机分布。蔡全才（2004)以全国范围内与 SARS 临床诊断病例有明确接触史的 SARS 临床诊断病例为研究对象，根据中华人民共和国卫生部《传染性非典型肺炎诊断标准》，部分病例经过 SARS 抗体检测证实，其抗体检测方法采用酶联免疫法(军事医学科学院微生物流行病研究所与中国科学院北京基因组研究所共同研制的“SARS 冠状病毒抗体诊断试剂盒”)，在全国个案调查数据库和全国密切接触者调查数据库的基础上，通过对北京、天津、广东、河北、山西、内蒙古 6 个重点疫区主要传播链的分析以及调阅某些 SARS 定点医院的 SARS 病例病案，以发病时间减去最初接触时间或最后接触时间计算出每个研究对象可能的潜伏期范围，获得了潜伏期的有效数据 209 个，其中 48 个为完全数据，即单点暴露的潜伏期——对暴露于 1 例患者并且只有 1 次暴露(single point exposure，SPE)，161 个为区间数据。另外，卫生部建立的关于 SARS 病例的数据库(柴冰，2008)提供了 293 例单源一次暴露 SARS 患者的潜伏期。SARS 潜伏期具体分布如图 3-1 所示。蔡全才(2004)对北京市 1776 例 SARS 临床诊断病例的病程进行了分析(我们将该数据等效为发病期)，其频数分布如图 3-2 所示。

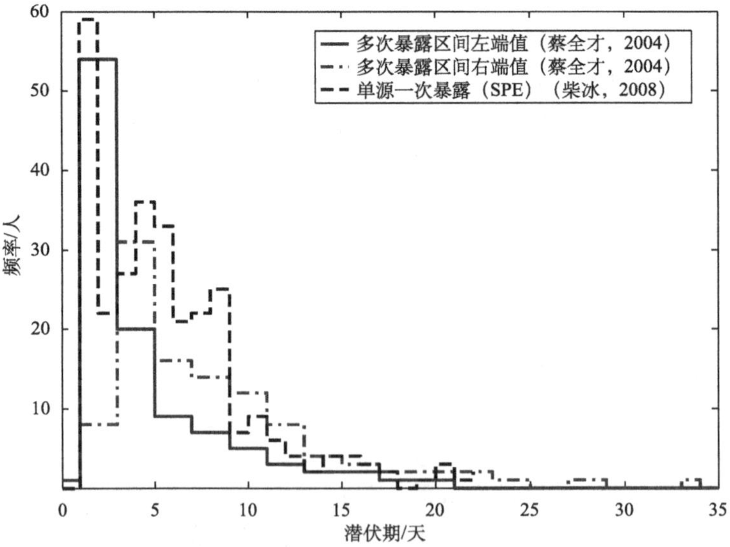

图 3-1 SARS 潜伏期观测数据的直方图

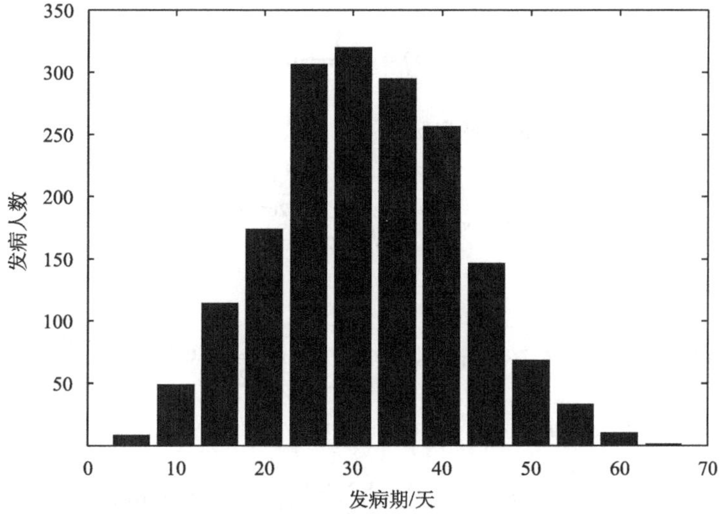

图 3-2　北京市 SARS 病例病程频数分布

在传染病模型中，通常将病程简化为某一常数，比如多个样本的平均值。柴冰(2008)提出采用中位数法计算潜伏期。所谓中位数(median，M)法，是将 n 个变量值从小到大排列，位置居于中间的数字。这种方法简单且便于模型中的应用，但中位数不能反映病程分布的整体特征，这将影响疫情预测的精度。为此，归纳分析了多项式分布、Poisson 分布、Gamma 分布、对数正态分布和正态分布等几种病程模型。

3.3.1　多项式分布病程模型

从理论上讲，任何单调曲线均可以进行多项式拟合。有了病程分布的实际统计数据，应用多项式拟合得出病程分布的理论方程不失是一个行之有效的方法。在此，对应用最小二乘法进行病程多项式拟合进行讨论。设病程实际统计数据为 $N(x_i, y_i)(i=1,2,\cdots,m)$，$\Omega$ 为所有次数不超过 $n(n\leqslant m)$ 的多项式构成的函数类，设表示病程的函数

$$p_n(x)=\sum_{k=0}^{n}a_k x^k \in\Omega \tag{3.1}$$

这里，$p_n(x)\in\Omega$。令第 k 点的误差为

$$\delta_k = p_n(x_k)-y_k \tag{3.2}$$

显然，诸 k 点的诸误差 δ_k 是相互独立的，均值为 0，标准偏差都为 σ，得标准正态分布 $N(0,\sigma)$，即误差的概率密度函数为

$$p_{\text{error}}(\delta)=\frac{1}{\sqrt{2\pi}\sigma}\mathrm{e}^{-\frac{\delta^2}{2\sigma^2}} \tag{3.3}$$

于是 δ_k 落在（$\delta_k,\delta_k+\Delta y$）间的概率为

$$P_{\text{error}}(\delta)=\frac{1}{\sqrt{2\pi}\sigma}\mathrm{e}^{-\frac{\delta^2}{2\sigma^2}}\Delta y \tag{3.4}$$

对数似然函数为

$$\ln l(y_1,y_2,\cdots,y_m;a_0,a_1,\cdots,a_n)=\ln\{\prod_{k=1}^{m}\frac{1}{\sqrt{2\pi}\sigma}\mathrm{e}^{-[p_n(x_k)-y_k]^2}\Delta y\} \tag{3.5}$$

若使 $\ln l(y_1,y_2,\cdots,y_m;a_0,a_1,\cdots,a_n)$ 最大，需使

$$I=\sum_{i=1}^{m}[p_n(x_i)-y_i]^2=\sum_{i=1}^{m}(\sum_{k=0}^{n}a_kx^k-y_i)^2=\min \tag{3.6}$$

上述问题即为求 $I=I(a_0,a_1,\cdots,a_n)$ 的极值问题。由多元函数求极值的必要条件，得

$$\frac{\partial I}{\partial a_j}=2\sum_{i=1}^{m}(\sum_{k=0}^{n}a_kx_i^k-y_i)x_i^j=0 \qquad j=1,2,\cdots,n \tag{3.7}$$

即

$$\sum_{k=0}^{n}(\sum_{i=1}^{m}x_i^{j+k})a_k=\sum_{i=1}^{m}x_i^j y_i \qquad j=1,2,\cdots,n \tag{3.8}$$

式(3.8)是关于 $a_0,a_1,\cdots,a_n$ 的线性方程组，用矩阵表示为

$$\begin{bmatrix} m+1 & \sum_{i=1}^{m}x_i & \cdots & \sum_{i=1}^{m}x_i^n \\ \sum_{i=1}^{m}x_i & \sum_{i=1}^{m}x_i^2 & \cdots & \sum_{i=1}^{m}x_i^{n+1} \\ \vdots & \vdots & & \vdots \\ \sum_{i=1}^{m}x_i^n & \sum_{i=1}^{m}x_i^{n+1} & \cdots & \sum_{i=1}^{m}x_i^{2n} \end{bmatrix}\begin{bmatrix} a_0 \\ a_1 \\ \vdots \\ a_n \end{bmatrix}=\begin{bmatrix} \sum_{i=1}^{m}y_i \\ \sum_{i=1}^{m}x_i y_i \\ \vdots \\ \sum_{i=1}^{m}x_i^n y_i \end{bmatrix} \tag{3.9}$$

可以证明，式(3.9)的系数矩阵是一个对称正定矩阵，故存在唯一解，且使似然函数取得最大值时的多项式 $p_n(x)$ 平方误差

$$\|r\|_2^2=\sum_{i=1}^{m}[p_n(x_i)-y_i]^2 \tag{3.10}$$

由式(3.8)可得

$$\|r\|_2^2 = \sum_{i=1}^{m} y_i^2 - \sum_{k=0}^{n} a_k (\sum_{i=1}^{m} x_i^k y_i) \tag{3.11}$$

设拟合值与实际统计数据误差的标准差为

$$\sigma_e = \sqrt{\frac{\sum_{i=1}^{n}[p(i) - p_0(i)]^2}{n}} \tag{3.12}$$

式中，$p(i)$为拟合值；$p_0(i)$为实际统计值，这里取多点暴露区间数据的中间值。对于图 3-1 提供的 SARS 潜伏期多项拟合取$n=6$，根据以上理论可解得 SARS 潜伏期概率分布函数为

$$p(x) = \sum_{k=0}^{6} a_k x^{6-k} \tag{3.13}$$

式中，$a=[3.3\times10^{-9},4.6\times10^{-7},-2.7\times10^{-5},8.4\times10^{-4},-0.016,0.18,-0.0048]$。SARS 潜伏期概率分布如图 3-3 所示，多项式拟合值与实际统计数据误差的标准差为$\sigma_e = 9.4\times10^{-4}$。

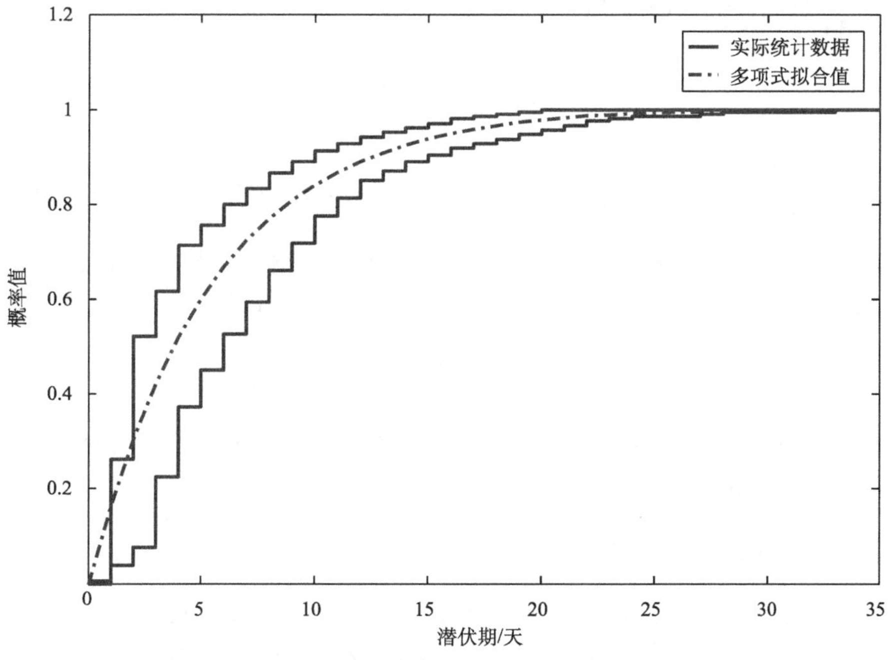

图 3-3　多项式拟合 SARS 潜伏期概率分布

3.3.2 Poisson 分布病程模型

Poisson 分布可用于描述单位时间内随机事件发生的次数，石耀霖(2003)引用了 Poisson 分布来描述 SARS 潜伏期的分布特征，应用 Monte Carlo 原理对 SARS 疫情进行预测，取得了较为理想的结果。在此对 Poisson 分布病程模型进行分析，如果随机变量ξ的取值范围为$k=0,1,2,\cdots$，且

$$p_k = P(\xi = k) = \frac{\lambda^k}{k!}\mathrm{e}^{-\lambda}(k=0,1,2,\cdots;\lambda>0) \tag{3.14}$$

则称随机变量ξ服从参数为λ的 Poisson 分布(沈永欢等，2004)。根据 Poisson 定理，$\lim\limits_{n\to\infty} np_n = \lambda > 0$，对于任意非负整数$k$，有$\lim\limits_{n\to\infty} p_k(n,p_n) = \frac{\lambda^k}{k!}\mathrm{e}^{-\lambda}$。这里简写为$p_k = \frac{\lambda^k}{k!}\mathrm{e}^{-\lambda}$，则数学期望$E(p_k)=\lambda$，其对数似然函数

$$L(\lambda) = \ln\prod_{i=1}^{n}\frac{\lambda^{k_i}}{k_i!}\mathrm{e}^{-\lambda} = -n\lambda + (\ln\lambda)(\sum_{i=1}^{n}k_i) - \sum_{i=1}^{n}\ln(k_i!) \tag{3.15}$$

令$\frac{\mathrm{d}}{\mathrm{d}\lambda}L(\lambda)=0$，可解得到一个驻点

$$\hat{\lambda}_{\mathrm{MLE}} = \frac{1}{n}\sum_{k=1}^{n}k_i \tag{3.16}$$

由于$\frac{\mathrm{d}^2L(\lambda)}{\mathrm{d}\lambda^2} = \sum\limits_{i=1}^{n} -\lambda^{-2}k_i < 0$，因此求得的驻点是对数似然函数$L(\lambda)$的极大值点。

基于图 3-1 所示的 SARS 潜伏期，取多点暴露区间数据的中间值，根据式(3.16)，可解得$\hat{\lambda}_{\mathrm{MLE}}=5.41$，即 SARS 潜伏期概率分布函数为

$$p_k = \frac{5.41^k}{k!}\mathrm{e}^{-5.41}\ (k=0,1,2,\cdots) \tag{3.17}$$

根据 Poisson 分布模拟，SARS 潜伏期概率分布如图 3-4 所示，模拟值与实际统计数据误差的标准差为$\sigma_{\mathrm{e}}=1.5\times10^{-2}$。

3.3.3 Gamma 分布病程模型

Donnelly 等(2003)的研究认为 SARS 潜伏期的分布符合 Gamma 分布，在此也对 Gamma 分布病程模型进行分析。$\mathrm{Gamma}(\alpha,\beta)$的概率密度函数为

$$f(y;\alpha,\beta) = \frac{1}{\Gamma(\alpha)\beta^{\alpha}}y^{\alpha-1}\mathrm{e}^{-y/\beta}I_{(0,\infty)}(y) \tag{3.18}$$

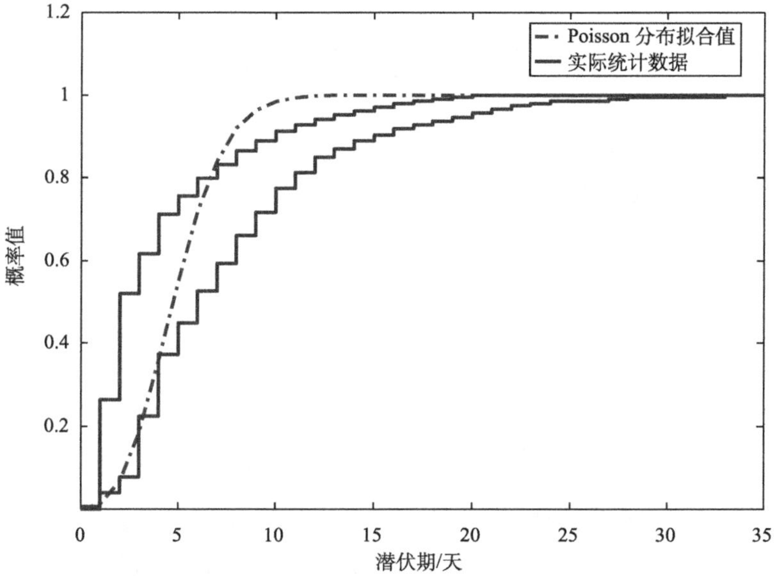

图 3-4　Poisson 分布模拟 SARS 潜伏期概率分布

式中，α 、β 为未知参数，均取正值，$\Gamma(\alpha)=\int_0^{\infty} x^{\alpha-1}\mathrm{e}^{-x}\mathrm{d}x$ ，$I_{(0,\infty)}(y)$ 为示性函数。

$\mathrm{Gamma}(\alpha,\beta)$ 的分布函数为

$$F(y;\alpha,\beta)=\frac{\Gamma(y/\beta;\alpha)}{\Gamma(\alpha)} \qquad y>0 \tag{3.19}$$

令 $\Gamma(t,\alpha)=\int_0^{t} x^{\alpha-1}\mathrm{e}^{-x}\mathrm{d}x$ ，表示不完全 Gamma 分布，当 $t\to\infty$ 时，$\Gamma(t,\alpha)\to\Gamma(\alpha)$ 。

若随机变量 Y 服从参数 α 、β 的 Gamma 分布，记 $Y\sim\mathrm{Gamma}(\alpha,\beta)$，则数学期望 $E(Y)=\alpha\beta$ 。若（$y_1,y_2,\cdots,y_n$）是一个来自 $\mathrm{Gamma}(\alpha,\beta)$ 的简单随机样本，那么其对数似然函数为

$$\begin{aligned} l_c(\alpha,\beta;y_1,y_2,\cdots,y_n)&=\ln[\prod_{i=1}^{n} f(y_i;\alpha,\beta)] \\ &=-n\ln\Gamma(\alpha)-n\alpha\ln\beta+(\alpha-1)\sum_{i=1}^{n}\ln y_i-\sum_{i=1}^{n}\frac{y_i}{\beta} \end{aligned} \tag{3.20}$$

对 $l_c(\alpha,\beta;y_1,y_2,\cdots,y_n)$ 的参数 α 和 β 求偏导得

$$\begin{cases} \dfrac{\partial l_c}{\partial \alpha} = -\dfrac{n\int_0^\infty x^{\alpha-1}\mathrm{e}^{-x}\ln x\mathrm{d}x}{\Gamma(\alpha)} - n\ln\beta + \sum\limits_{i=1}^{n}\ln y_i \\ \dfrac{\partial l_c}{\partial \beta} = -\dfrac{n\alpha}{\beta} + \sum\limits_{i=1}^{n}\dfrac{y_i}{\beta^2} \end{cases} \tag{3.21}$$

令 $\dfrac{\partial l_c}{\partial \alpha}=0$ 和 $\dfrac{\partial l_c}{\partial \beta}=0$，可得

$$\begin{cases} \hat{\alpha}\hat{\beta} = \sum\limits_{i=1}^{n}\dfrac{y_i}{n} \\ \ln\hat{\beta} = \sum\limits_{i=1}^{n}\dfrac{\ln y_i}{n} - \dfrac{\int_0^\infty x^{\hat{\alpha}-1}\mathrm{e}^{-x}\ln x\mathrm{d}x}{\Gamma(\hat{\alpha})} \end{cases} \tag{3.22}$$

显然，这里的 $\hat{\alpha}\hat{\beta}$ 和式(3.16)中 $\hat{\lambda}_{\mathrm{MLE}}$ 含义相同，其值相等。同样，基于图 3-1 所示的 SARS 潜伏期，取多点暴露区间数据取中间值，根据式(3.22)，可解得 $\hat{\alpha}=1.44$、$\hat{\beta}=3.75$，即 SARS 潜伏期概率分布函数为

$$F(y)=\frac{\Gamma(y/3.75;144)}{\Gamma(1.44)} \tag{3.23}$$

根据 Gamma 分布模拟，SARS 潜伏期概率分布如图 3-5 所示，模拟值与实际统计数据误差的标准差为 $\sigma_{\mathrm{e}}=3.9\times10^{-3}$。

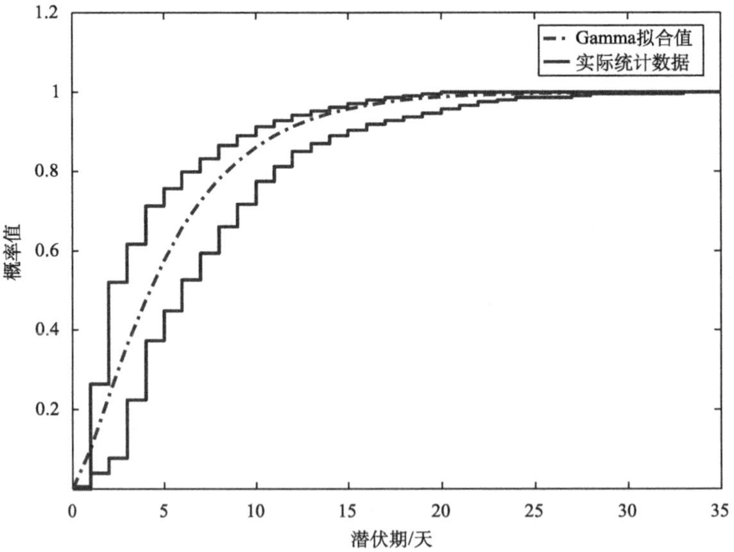

图 3-5　Gamma 分布模拟 SARS 潜伏期概率分布

3.3.4　对数正态分布病程模型

蔡全才(2004)应用对数正态分布对 SARS 潜伏期的病程进行了模拟，取得较好结果。对数正态分布(logarithmic normal distribution)是指一个随机变量的对数服从正态分布，其密度函数为

$$f(x;\mu,\sigma)=\frac{1}{\sigma x\sqrt{2\pi}}\mathrm{e}^{-\frac{(\ln x-\mu)^2}{2\sigma^2}} \tag{3.24}$$

式中，μ 与 σ 分别是变量对数的平均值与标准差，可以推导对数正态分布函数为

$$F(x;\mu,\sigma)=\frac{1}{2}+\frac{1}{2}\mathrm{erf}(\frac{\ln x-\mu}{\sqrt{2}\sigma}) \tag{3.25}$$

数学期望：$\mathrm{E}(X)=\mathrm{e}^{\mu+\sigma^2/2}$，方差：$\mathrm{var}(X)=(\mathrm{e}^{\sigma^2}-1)\mathrm{e}^{2\mu+\sigma^2}$。对数最大似然函数

$$\begin{aligned} l_c(\mu,\sigma^2;\ln x_1,\ln x_2,\cdots,\ln x_n) &= \ln[\prod_{i=1}^{n} f(\ln x_i;\mu,\sigma^2)] \\ &= -\sum_{i=1}^{n}\ln x_i-\frac{n}{2}\ln(2\pi\sigma^2)-\frac{1}{2\sigma^2}\sum_{i=1}^{n}(\ln x_i-\mu)^2 \end{aligned} \tag{3.26}$$

将 $l_c(\mu,\sigma^2;\ln x_1,\ln x_2,\cdots,\ln x_n)$ 分别对 μ、σ^2 求偏导，并令它们都为 0，得似然方程组为

$$\begin{cases} \dfrac{\partial l_c}{\partial \mu}=\dfrac{1}{\sigma^2}\sum\limits_{i=1}^{n}(\ln x_i-\mu)=0 \\ \dfrac{\partial l_c}{\partial \sigma^2}=-\dfrac{n}{2\sigma^2}+\dfrac{1}{2\sigma^4}\sum\limits_{i=1}^{n}(\ln x_i-\mu)^2=0 \end{cases} \tag{3.27}$$

解似然方程组得

$$\begin{cases} \hat{\mu}=\dfrac{1}{n}\sum\limits_{i=1}^{n}\ln x_i \\ \hat{\sigma}^2=\dfrac{1}{n}\sum\limits_{i=1}^{n}(\ln x_i-\hat{\mu})^2 \end{cases} \tag{3.28}$$

可证明 $\hat{\mu},\hat{\sigma}^2$ 使 $l(\mu,\sigma^2)$ 达到极大。

基于图 3-1 所示的 SARS 潜伏期，取多点暴露区间数据的中间值，根据式(3.28)，可解得 $\hat{\mu}=1.191$、$\hat{\sigma}=0.916$，即 SARS 潜伏期概率分布函数为

$$F(x)=\frac{1}{2}+\frac{1}{2}\mathrm{erf}(1.132\ln x-1.348) \tag{3.29}$$

根据对数高斯分布模拟，SARS 潜伏期概率分布如图 3-6 所示，模拟值与实际统计数据误差的标准差为$\sigma_{\mathrm{e}}=5.5\times10^{-3}$。

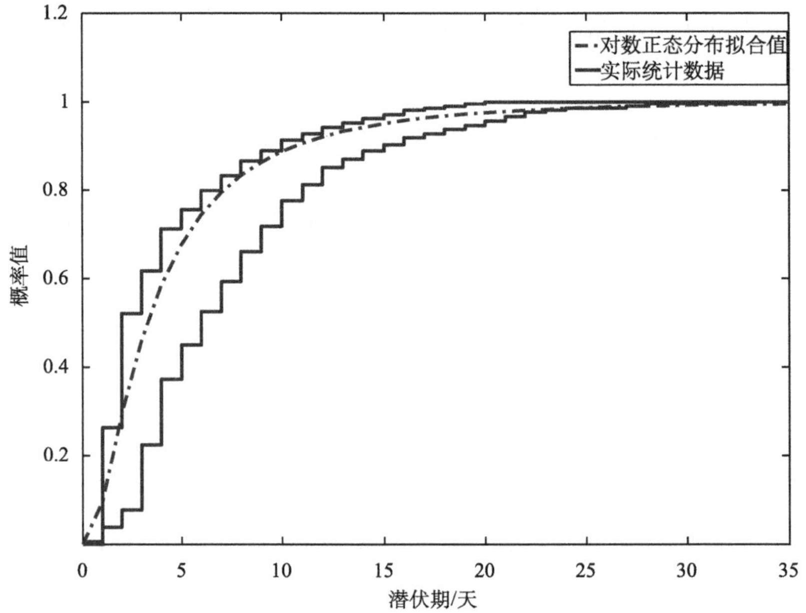

图 3-6　对数正态分布模拟 SARS 潜伏期概率分布

3.3.5　正态分布病程模型

从图 3-2 中可以看出，SARS 发病期病程分布类似正态分布特征。这里对正态分布病程模型进行简要分析。正态分布的密度函数

$$f(x;\mu,\sigma^2)=\frac{1}{\sqrt{2\pi\sigma^2}}\mathrm{e}^{-\frac{(x-\mu)^2}{2\sigma^2}} \tag{3.30}$$

正态分布函数

$$F(x;\mu,\sigma^2)=\frac{1}{\sqrt{2\pi\sigma^2}}\int_{-\infty}^{x}\mathrm{e}^{-\frac{(t-\mu)^2}{2\sigma^2}}\mathrm{d}t \tag{3.31}$$

对数最大似然函数

$$l_c(\mu,\sigma^2;x_1,x_2,\cdots,x_n)=\ln[\prod_{i=1}^{n}f(x_i;\mu,\sigma^2)]$$
$$=-\frac{n}{2}\ln(2\pi\sigma^2)-\frac{1}{2\sigma^2}\sum_{i=1}^{n}(x_i-\mu)^2 \tag{3.32}$$

将 $l_c(\mu,\sigma^2;x_1,x_2,\cdots,x_n)$ 分别对 μ、σ^2 求偏导，并令它们都为 0，得似然方程组为

$$\begin{cases}\dfrac{\partial l_c}{\partial \mu}=\dfrac{1}{\sigma^2}\sum_{i=1}^{n}(x_i-\mu)=0\\ \dfrac{\partial l_c}{\partial \sigma^2}=-\dfrac{n}{2\sigma^2}+\dfrac{1}{2\sigma^4}\sum_{i=1}^{n}(x_i-\mu)^2=0\end{cases} \tag{3.33}$$

解似然方程组得

$$\begin{cases}\hat{\mu}=\dfrac{1}{n}\sum_{i=1}^{n}x_i\\ \hat{\sigma}^2=\dfrac{1}{n}\sum_{i=1}^{n}(x_i-\hat{\mu})^2\end{cases} \tag{3.34}$$

可证明 $\hat{\mu},\hat{\sigma}^2$ 使 $l(\mu,\sigma^2)$ 达到极大。

基于图 3-2 所示的 SARS 发病期，根据式(3.34)，可解得 $\hat{\mu}=28.97$ 天，$\hat{\sigma}=10.47$ 天。即 SARS 发病期概率分布函数为

$$F(x)=0.0381\int_{-\infty}^{x}\mathrm{e}^{-\frac{(t-28.97)^2}{219.242}}\mathrm{d}t \tag{3.35}$$

根据正态分布模拟，SARS 发病期概率分布如图 3-7 所示，模拟值与实际统计数据误差的标准差为 $\sigma_{\mathrm{e}}=5.2\times10^{-3}$。

根据以上模拟可知，SARS 发病期病程概率基本正态分布，而 SARS 潜伏期病程为非正态分布，从模拟值与实际统计数据误差的标准差和图 3-8 可以看出，在模拟 SARS 潜伏期病程概率分布中，多项式拟合略优于 Gamma 分布，Gamma 分布略优于对数正态分布，对数正态分布优于 Poisson 分布，但多项式分布参数反演比较繁琐，且可能出现负数，因此，Gamma 分布表示 SARS 潜伏期病程的概率分布较为理想。

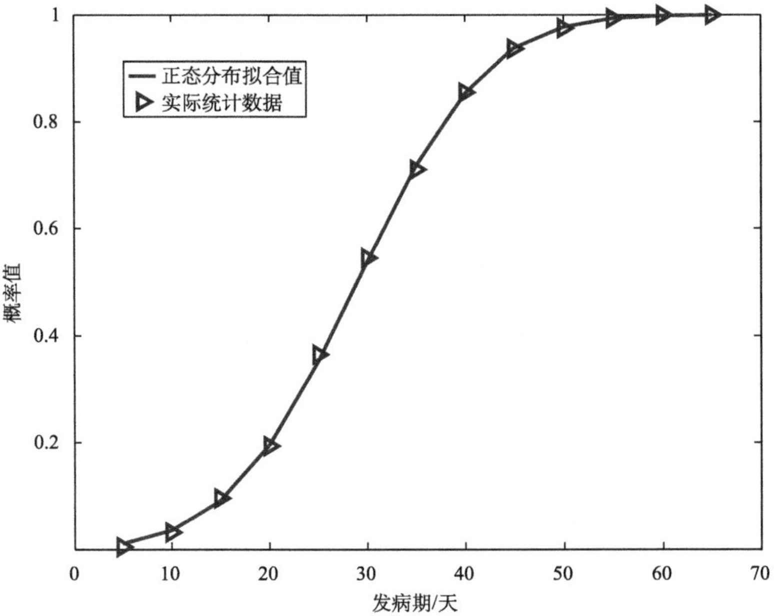

图 3-7　正态分布模拟 SARS 发病期概率分布

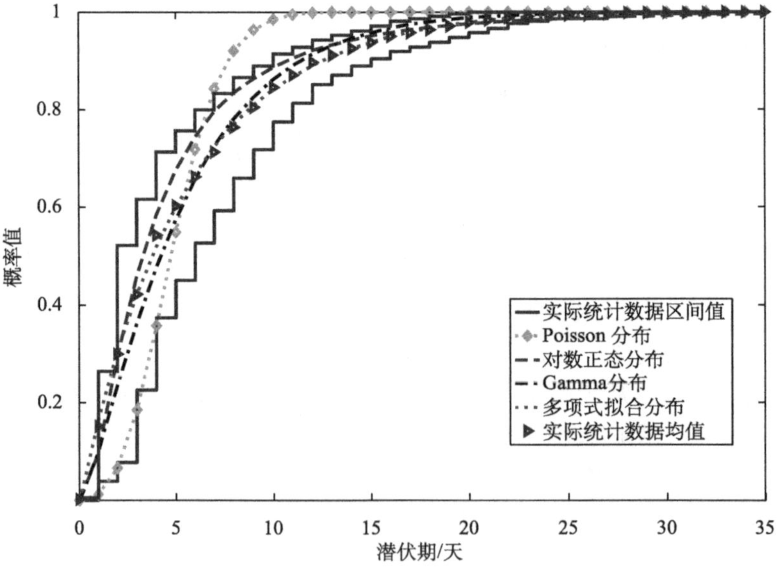

图 3-8　SARS 潜伏期概率分布

参 考 文 献

蔡全才. 2004. 传染性非典型肺炎传播规律及其防制研究. 上海: 复旦大学博士学位论文

柴冰. 2008. SARS 病程分析及日发病率预测方法探讨. 武汉: 华中科技大学硕士学位论文

石耀霖. 2003. SARS 传播扩散的动力学随机模型. 科学通报, 48(13): 1373-1377

沈永欢, 梁在中, 许履瑚, 等. 2004. 实用数学手册. 北京: 科学出版社: 466

熊鸿燕. 2009. 军队流行病学. 北京: 军事医学科学出版社

曾光, 郑锡文. 1989. 现代传染病监测. 中华流行病学杂志, 10(3): 179-184

Donnelly C A, Ghani A C, Leung G M, et al. 2003. Epidemiological determinants of spread of causal agent of severe acute respiratory syndrome in Hong Kong. Lancet, 361: 1761-1766

Limpert E, Stahel W, Abbt M. 2001. Log-normal distributions across the sciences: keys and clues. BioScience, 51(5): 341-352

Thacker S B, Choi K, Brachman P S. 1983. The surveillance of infectious diseases . JAMA, 249(9): 1181-1185

第 4 章　传染病疫情预测

4.1　传染病模型概述

基于传染病传播流行的规律，采用不同理论研究方法，研究归类分析表明目前传染病模型的研究大体分以下三个方面(韩晓娜等，2005)，如图 4-1 所示。以微分方程为基础构建动力学模型，用数学表达式定量地阐述流行过程的特征，模拟流行过程；应用统计学方法构建模型，主要是应用统计学方法对疾病的流行过程进行分析后获得归类分析型；根据时-空交互作用建立时-空交互模型。

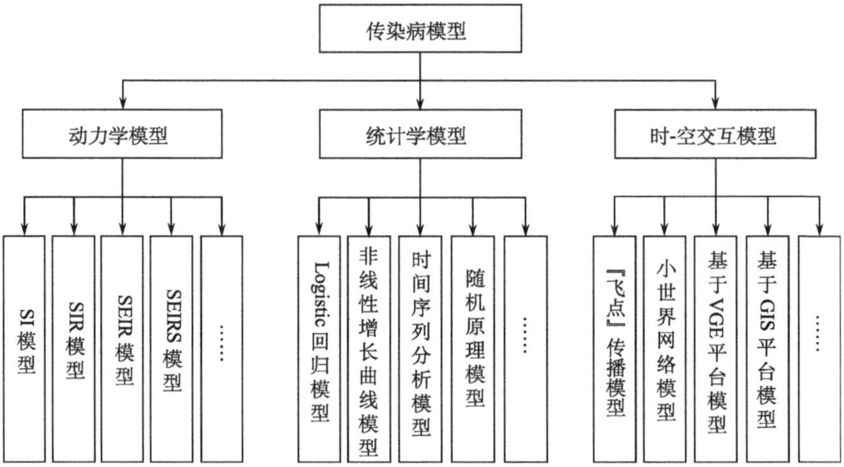

图 4-1　传染病模型分类图

4.1.1　传统动力学模型

经典的动力学传染病模型是常微分方程模型。它们假定染病人群在总人口中的比例不随着空间而变化，即所谓均质假设。假定染病人数是连续变化的，从而可以用微分方程来描述其演变规律，这在人口稠密、疾病发展迅速的情况下是比较合理的假设。

1. SI 模型

常微分模型最简单的是 SI 模型，即把全部人口划分为易感人群(S)和染病人群(I)两类，设总人口为 1，则 $S+I=1$，两类人群相互转化，不考虑自然出生率和自然死亡率，其状态方程如下：

$$\begin{cases}\dfrac{\mathrm{d}S}{\mathrm{d}t}=-kIS+\dfrac{I}{D_I}-\alpha S+\alpha \\ \dfrac{\mathrm{d}I}{\mathrm{d}t}=kIS-\dfrac{I}{D_I}-\alpha I\end{cases} \tag{4.1}$$

式中，k 表示传染率；D_I 表示发病期；α 表示流动人口比例。

2. SIR 模型

SI 模型假设治愈人群转化为易感人群，实际上许多传染病患者在治愈后对该疾病具有免疫力，因此这一模型不太合理。人们又增加一类人群 R，称为移出者，包括治愈者和死亡者，从而发展了 SIR 模型，状态方程如下：

$$\begin{cases}\dfrac{\mathrm{d}S}{\mathrm{d}t}=-kIS-\alpha S+\alpha \\ \dfrac{\mathrm{d}I}{\mathrm{d}t}=kIS-\dfrac{I}{D_I}-\alpha I \\ \dfrac{\mathrm{d}R}{\mathrm{d}t}=\dfrac{I}{D_I}-\alpha R\end{cases} \tag{4.2}$$

模型中，$S+I+R=1$。

Benito 和 Dan (2010)提出在 SIR 模型参数中加入随机变量，使其更加符合实际情况。这一方法具有普适性，也可以应用于其他传染病模型。

3. SEIR 模型

在 SIR 模型中考虑了治愈者具有免疫能力的情况，但有的传染病在感染的初期没有症状，即处于潜伏期(E)，因此人们又提出了 SEIR 模型，其状态方程如下：

$$\begin{cases}\dfrac{\mathrm{d}S}{\mathrm{d}t}=-k_E SE-k_I SI-\alpha S+\alpha \\ \dfrac{\mathrm{d}E}{\mathrm{d}t}=k_E SE+k_I SI-\dfrac{E}{D_E}-\alpha E \\ \dfrac{\mathrm{d}I}{\mathrm{d}t}=\dfrac{E}{D_E}-\dfrac{I}{D_I}-\alpha I \\ \dfrac{\mathrm{d}R}{\mathrm{d}t}=\dfrac{I}{D_I}-\alpha R\end{cases} \tag{4.3}$$

模型中，$S+E+I+R=1$，k_E 表示潜伏期者的传染率；k_I 表示发病期者的传染率；D_E 表示潜伏期。

4. SEIRS 模型

有的传染病在治愈后一定时期具有免疫能力，设免疫期为 D_R，便得出 SEIRS 模型，其状态方程如下：

$$\begin{cases} \dfrac{\mathrm{d}S}{\mathrm{d}t} = -k_E SE - k_I SI + \dfrac{R}{D_R} - \alpha S + \alpha \\ \dfrac{\mathrm{d}E}{\mathrm{d}t} = k_E SE + k_I SI - \dfrac{E}{D_E} - \alpha E \\ \dfrac{\mathrm{d}I}{\mathrm{d}t} = \dfrac{E}{D_E} - \dfrac{I}{D_I} - \alpha I \\ \dfrac{\mathrm{d}R}{\mathrm{d}t} = \dfrac{I}{D_I} - \dfrac{R}{D_R} - \alpha R \end{cases} \tag{4.4}$$

以上模型是根据人群不同分类而建立的相应数学模型，需要说明的是，这些模型中将所有系数均当作常数，而且没有考虑人们对疫情采取控制措施的影响，因此在实际应用中受到很大的局限性。

4.1.2 统计学模型

1. Logistic 回归模型

黄德生等(2003)利用 Logistic 回归模型预测了 SARS 发病及流行趋势，拟合了广东、香港、北京及山西累计发病人数，拟合曲线相关系数 R^2 均大于 0.99，预测值与实际值符合较好。时培建等(2004)从动力学方法也推导出与 Logistic 回归模型相同的数学表达式。模型中进行如下假设：

(1) N 为疫区总人口数；

(2) 单位时间内一个患者能传染的人数与当时健康人数成正比的比例系数 k；

(3) 将大疫区各离散子疫区看成一个疫区，而不考虑子疫区之间的疾病传播。

如果不考虑对疫情的干预，设 $I(t)$ 为时刻 t 感染者人数，则在 Δt 时间内增加的患者数为

$$I(t+\Delta t) - I(t) = kS(t)I(t)\Delta t \tag{4.5}$$

在式(4.5)中 $S(t)$ 为时刻 t 非感染人数，显然 $I(t)+S(t)=N$。传染病传播是一个连续过程，因此式(4.5)可写成微分形式

$$\frac{\mathrm{d}I(t)}{\mathrm{d}t} = kS(t)I(t) \tag{4.6}$$

设 $r=kN$，考虑到 $I(t)+S(t)=N$，将初始条件 $I(0)=I_0$ 代入方程(4.6)可解得

$$I(t)=\frac{1}{\frac{k}{r}+(\frac{1}{I_0}-\frac{k}{r})\mathrm{e}^{-rt}} \tag{4.7}$$

在此基础上，时培建等(2004)提出引进防控因子 β，它采用控制措施之后传染率减小的比例，即 $k\to k(1-\beta)$，$\beta\in[0,1]$，于是方程(4.6)表达为

$$\frac{\mathrm{d}I(t)}{\mathrm{d}t}=k(1-\beta)S(t)I(t) \tag{4.8}$$

求解方程(4.8)可得

$$I(t)=\frac{1}{\frac{k}{r}+(\frac{1}{I_0}-\frac{k}{r})\mathrm{e}^{-r(1-\beta)t}}\qquad \beta\in[0,1] \tag{4.9}$$

式(4.9)从一定程度上体现了防控措施对疫情产生的影响，但对控制因子 β 仍然缺乏定量化的机理。

2. 非线性增长曲线模型

崔恒建等(2003)首次提出了用累计增长的“S”形曲线去拟合和预测 SARS 累计病例、新增病理的走势。假设 $A=A(t_0)$ 为从时刻 t_0 开始以后的最终感染总人数，$I(t_0)=I_0$ 和 $I(t)$ 分别为 t_0 和 $t(t\geqslant t_0)$ 时刻的累计感染人数。令 $y=\frac{I(t)-I(t_0)}{A}$，则 y 满足如下增长率方程：

$$\frac{\mathrm{d}\log(y)}{\mathrm{d}t}=f(y,t-t_0) \tag{4.10}$$

其中，$f(y,t)$ 是一形式已知的连续函数，则 $0<y<1$。常见的 $f(y,t)$ 有以下两种形式。

第一类为 Turner 型

$$f(y,t;p,m,\lambda)=\lambda(1-y^m)^{1-p}(y^{-m}-1)^p \tag{4.11}$$

其中，$\lambda,m>0$。当在 Turner 模型中取 $p=0$，$m=1$，则有

$$\frac{\mathrm{d}\log(y)}{\mathrm{d}t}=\lambda(1-y) \tag{4.12}$$

式(4.11)即为上述的 Logistic 曲线，解得

$$I(t)\approx I(t_0)+\frac{A}{1+\mathrm{e}^{-a(t-t_0)+b}} \tag{4.13}$$

当 $p=1$，$m>0$ 时，则有

$$\frac{\mathrm{d}\log(y)}{\mathrm{d}t}=\lambda(y^{-m}-1) \tag{4.14}$$

式(4.14)即为 Richards 增长方程，可解得

$$I(t)=I(t_0)+A[1-\mathrm{e}^{-K(t-t_0)}]^B \tag{4.15}$$

第二类为 Gamma 型

$$f(y,t;\alpha,\beta,\lambda)=\frac{\lambda\beta^{\alpha}y^{-1}}{\Gamma(\alpha)}t^{\alpha-1}\mathrm{e}^{-\beta t} \tag{4.16}$$

解式(4.16)可得

$$I(t)=I(t_0)+A\int_0^{t-t_0}\frac{\beta^{\alpha}y^{-1}}{\Gamma(\alpha)}x^{\alpha-1}\mathrm{e}^{-\beta t}\mathrm{d}x \tag{4.17}$$

在非线性增长曲线模型中，Richards 增长方程为一显性表达式，可以通过实际疫情的统计数据对模型中的参数进行反演。崔恒建等(2003)应用 Richards 增长方程对北京等地 SARS 疫情进行模拟和预测，取得了良好效果。但由于参数 A、B 和 K 没有明确的物理意义，其取值只能通过反演获得，具有非连续变化的特性，因此在实际应用中受到较大的限制。

3. 时间序列分析模型

Box 和 Jenkins(1970)提出了 ARMA(auto regression move average)模型，也称为自回归求和滑动平均。ARMA 是一个典型的时间序列分析模型，其原理是通过若干次差分使非平稳的时间序列成为平稳序列，再将此序列表示成关于序列直达某一点的自回归和关于白噪声的滑动平均组合。经典的表达方式为

$$x(t)=m(t)+s(t)+y(t) \tag{4.18}$$

式中，$m(t)$是表示变化趋势的函数，称为趋势项；$s(t)$是一周期函数，称为季节项；$y(t)$是平稳随机噪声项。目的是获取确定性成分$m(t)$和$s(t)$使噪声项$y(t)$是一个平稳过程，进而求得关于过程$y(t)$的概率模型，实现对$x(t)$的预报和控制。方兆本等(2003)将 ARMA 进行了具体参数化和必要的简化，建立了 SARS 疫情预报模型。模型中假设：

(1)人群分为两类，即未被感染人群$x(t)$和被感染人群(病人总数)$y(t)$；

(2)感染率是被感染人群的一个比例$\lambda=\alpha y(t)$；

(3)不考虑流动人口，疫情区域内的总人数为N。

建立微分方程

$$\begin{cases} \dfrac{\mathrm{d}x(t)}{\mathrm{d}t} = -\alpha x(t)y(t) \\ \dfrac{\mathrm{d}y(t)}{\mathrm{d}t} = \alpha x(t)y(t) \end{cases} \tag{4.19}$$

显然，在方程(4.19)中，$x(t)+y(t)=x(0)+y(0)=N$，求解此方程可得

$$y(t)=\frac{y(0)N}{y(0)+[N-y(0)]\mathrm{e}^{-\alpha Nt}} \tag{4.20}$$

方兆本等(2003)为了对 SARS 疫情进行预报，将应用式(4.20)改写为迭代公式

$$y(t+1)=\frac{y(t)N}{y(t)+[N-y(t)]\mathrm{e}^{-\alpha(t)Nt}} \tag{4.21}$$

式中，$\alpha(t)$表示第t天的感染率，采用这种递推法，只能对未来 1～2 天的数据进行比较准确的预测。如果继续对未来预测，则会产生比较大的系统偏差。同时，方兆本等(2003)通过经验模型 Boltzman 函数：$y=\dfrac{A_1-A_2}{1+\mathrm{e}^{(x-x_0)/b}}+A_2$，对世界总确诊人数和总死亡人数进行了非线性拟合并预测，并对死亡率进行了 Bayes 估计。

4. 随机原理模型

传染病疫情发展是一个在传播动力作用下的随机过程，可以通过在相应常微分方程的基础上增加随机考虑或利用 Markov 链进行 Monte Carlo 模拟疫情的发展。石耀霖(2003)基于对每个患者的感染、发病和传染随机过程主要特征的模拟，构建了 SARS 传播的系统动力学随机模型，提出最简单的模型可以先不考虑 SARS 的空间扩散和分布，仅对研究区域内易感人群中疫情随时间的发展进行研究。假定有 1 例输入患者，他在潜伏期后会发病，潜伏期长度一般为 1~12 天，但具体某一个患者的潜伏期长度是随机的，假定遵从 Poisson 分布。发病后该患者会随机地感染他人，有些是可以追踪一对一感染历史的显示感染，每个患者的平均感染率不难确定；也有些是隐式感染(例如，医院门诊或香港陶大花园因污水系统纰漏等无法严格追踪一对一感染关系的情况)，可以计算平均值求出每个患者的感染率，二者之和为每个患者的平均感染率。假定这种非负数的随机变量遵从 Poisson 分布，平均感染率随病程变化和人类主观措施变化而变化。患者的病程长度和预后也均是随机的，可以在一定平均病程长度内随机起伏(这里的病程长度是指患者具备传染性的时间长度，不是患者发病到出院的时间长度)，按一定的死亡率而死亡或痊愈。疫情感染率会受隔离措施的影响，有的患者可能是先发病，然后才被隔离；也有的亲密接触者可能先被隔离观察，然后才发病。对每一个患者的具体情况、被隔离日期，也可以在计算机中按疫期不同时段特点随机确定。总之，可以

在计算机中随机地确定每一个患者的潜伏期、发病日期、被隔离日期、痊愈或死亡日期，确定他每天随机感染了哪些新患者，建立其档案，并每天更新档案，把那些被随机感染的新患者的个人情况和传染给他人的情况加入到档案中。这样，只要知道 4 个参量(感染率、潜伏期、病程长度和死亡率)，就可以构建 SARS 传播的最简化的动力学模型。在考虑空间传播的模型中，还要增加区域结构和传播特点的一些信息，以及区域间人口流动的概率及其随时间和控制措施的变化。随机模型的计算程序框图如图 4-2 所示。

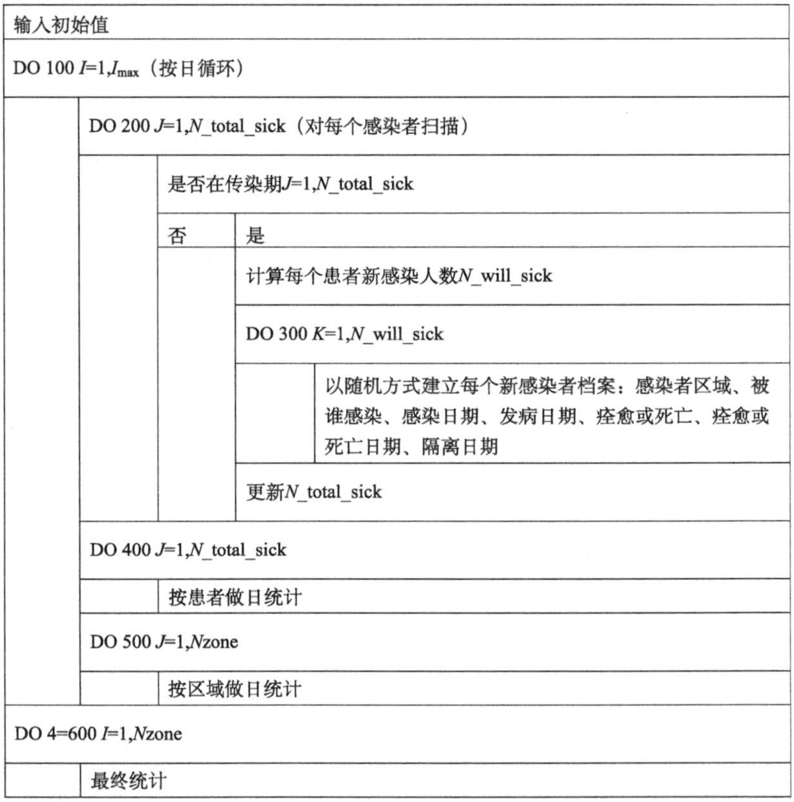
输入初始值
DO 100 I=1,Imax（按日循环）
DO 200 J=1,N_total_sick（对每个感染者扫描）
是否在传染期J=1,N_total_sick
否
是
计算每个患者新感染人数N_will_sick
DO 300 K=1,N_will_sick
以随机方式建立每个新感染者档案：感染者区域、被谁感染、感染日期、发病日期、痊愈或死亡、痊愈或死亡日期、隔离日期
更新N_total_sick
DO 400 J=1,N_total_sick
按患者做日统计
DO 500 J=1,Nzone
按区域做日统计
DO 4=600 I=1,Nzone
最终统计

图 4-2　SARS 随机模型计算程序框图

陈奇志(2003)则给出了在常微分方程的基础上增加随机考虑的随机模型，表达式为

$$\begin{cases} Pr\{\mathrm{d}N(t)=1,\mathrm{d}R(t)=0 \mid F_t\} = \beta s(t)I(t)\mathrm{d}t + o(\mathrm{d}t) \\ Pr\{\mathrm{d}N(t)=0,\mathrm{d}R(t)=1 \mid F_t\} = \gamma I(t)\mathrm{d}t + o(\mathrm{d}t) \\ Pr\{\mathrm{d}N(t)=0,\mathrm{d}R(t)=0 \mid F_t\} = 1-\beta s(t)I(t)\mathrm{d}t - \gamma I(t)\mathrm{d}t + o(\mathrm{d}t) \end{cases} \tag{4.22}$$

式中，$N(t)$ 是 t 时刻累计被感染人数；$I(t)$ 是 t 时刻有传染能力的人数；$s(t)$ 是 t 时刻易感人群占总人口的比例；$R(t)$ 是 t 时刻累计治愈和死亡的人数；$N(t)$ 是总人口数。方程组(4.22)中第 1 个公式给出了 t 时刻之后的一个很小的时间段内新增 1 个被感染者的概率，这个概率与 t 时刻有传染能力的人数 $I(t)$ 、t 时刻易感人群占总人口的比例成正比。β 表示传染率。方程组(4.22)中第 2 个公式给出了 t 时刻之后的一个很小的时间段内新增 1 个死亡或治愈的概率，这个概率与 t 时刻有传染能力的人数 $I(t)$ 成正比。γ 为移出率，等于被感染者平均传染时间的倒数，基本传染数 $R_0 = \beta / \gamma$ 。

以上几类统计学传染病模型实际上是动力学模型的某种表达方程，Logistic 回归模型、非线性增长曲线模型和时间序列分析模型实质上隐含了 SI 模型的动力学原理，而基于 Markov 链进行 Monte Carlo 模型和在常微分方程的基础上增加随机考虑的随机模型分别与 SEIR 模型和 SIR 模型的动力学原理本质上相同。

4.1.3　时-空交互模型

1. “飞点”传播模型

针对 SARS 存在远距离跳跃式传播的特点，杨华等(2003)建立了 SARS 沿交通线的“飞点”传播模型，在此层次上考虑二尺度：交通工具内相对封闭环境的点扩散模型；沿交通线不同站点之间有人员流动的空间传播模型，此二尺度模型的耦合即为 SARS 沿交通线的“飞点”传播模型，通过建立的此模型描述两点之间 SARS 通过交通线的传播，模拟了 SARS 疫区对非疫区的影响。“飞点”传播模型在一定程度上弥补了常规传染病模型不能考虑疫情空间分布特征的不足。

SARS 沿交通线的“飞点”传播有两个关键环节，一个是在相对较长的一段时间内，乘客在交通工具内这个相对封闭的环境中，携带 SARS 病毒的乘客通过与其他乘客的密切接触，将 SARS 传染给其他乘客。此时交通工具内的乘客总数是固定不变的，携带 SARS 病毒的乘客可以认为是一个点传染源，以点扩散的方式向外传播病毒。基于 SIR 模型，假设健康者被感染的可能性 p 的大小与其处在有携带 SARS 病毒者的交通工具(危险区域))内的时间 t 及危险区域内的病毒密度 ρ 成正比，则相对封闭的交通工具内病毒密度的变化满足如下关系式

$$\rho = \frac{n_{\text{SARS}}}{V} = \frac{WD\int_0^t \nu I \mathrm{d}t}{V} = \frac{WD\nu It}{V} \tag{4.23}$$

式中，n_{SARS} 表示交通工具内经过 t 时间后 SARS 病毒的数目，假定由携带 SARS

病毒者以匀速向外释放，即 $\mathrm{d}n/\mathrm{d}t \propto \nu I$，这里 ν 表示病毒向外释放的强度，与携带病毒者的发病状况有关，取值可不同；I 表示初始携带 SARS 病毒者的人数；V 为交通工具的体积；W 为通风指标，表示交通工具通风状况，假定按此比例匀速向外排出一些病毒；D 为消毒指标，表示交通工具消毒情况，假定按此比例匀速杀死病毒。由于假定有传播能力的个体在此次旅途中是不变的，不随时间变化，因此，式(4.23)中的积分可以解析求出，则有

$$p = bt\rho = \frac{bWD\nu It^2}{V} \tag{4.24}$$

式中，b 为正比例常系数，可由实际数据拟合获得。设 t 时刻健康人人数为 $S(t)$，则

$$\frac{\mathrm{d}S(t)}{\mathrm{d}t} = -p(t)S(t) = -\frac{bWD\nu It^2 S(t)}{V} \tag{4.25}$$

设交通工具内总人数为 N，考虑到 $S(0)+I=N$，对式(4.25)进行积分可得

$$S(t) = S(0)\exp(-\frac{bWD\nu It^3}{3V}) \tag{4.26}$$

因此，本次旅途时间 T 内，该交通工具内新被感染的人数

$$A_I(t) = S(0)[1-\exp(-\frac{bWD\nu It^3}{3V})] \tag{4.27}$$

式中，W 和 D 取最大值 1 时，表示没有通风和消毒。将疫区 M 至 D_i 站点（$i=1,\cdots,N_s$）的行程时间记为 T_i，每个站点所在地区的外流人口总数分别为 P_i（$i=1,\cdots,N_s$）。基于交通工具内的 SARS 传播模型，沿交通线各个站点被感染的下车乘客概率模型可以描述如下。

(1) M 站→D_1 站

根据式(4.27)可以得到从 M 站到 D_1 站这段行程内新被感染的人数为

$$A_{I1}(T_1) = S(0)[1-\exp(-\frac{bWD\nu IT_1^3}{3V})] \tag{4.28}$$

由于 SARS 暴发期，人口主要由疫区外流到非疫区，因此模型中不考虑人口回流的情况，并假设每个站点只有下车的乘客，无上车的乘客。假设下车人数以该站点所在地区外流人口总数占全线外流人口总数的比例为比例分配，则 D_1 站点下车的人数为

$$n_1 = \frac{P_1}{\sum_{i=1}^{N_s} P_i} \cdot N_0 \tag{4.29}$$

式中，N_0 为初始乘客总人数。下车乘客中，携带病毒者人数为 $I_1^{\text{off}}=\dfrac{n_1 I}{N_0}$，新被感染者人数为 $A_{I1}^{\text{off}}=\dfrac{n_1 A_{I1}}{N_0}$。此时车上乘客的总人数为 $N_1=N_0-n_1$，携带病毒者人数为 $I_1=I-A_{I1}^{\text{off}}$，新被感染者人数为 $A_{I1}-A_{I1}^{\text{off}}$，健康者人数为

$$S(T_1)=N_0-n_1-I_1-A_{I1}+A_{I1}^{\text{off}} \tag{4.30}$$

(2) D_1 站→ D_2 站

根据式(4.27)及乘客变化情况，这段行程内新被感染的人数为

$$A_{I2}(T_2)=S(T_1)\{1-\exp[-\frac{bWDv}{3V}(\frac{1}{2}I_0T_1T_2^2-\frac{1}{2}I_0T_1^3+\frac{1}{3}I_1T_2^3-\frac{1}{3}I_1T_1^3)]\} \tag{4.31}$$

同样，根据 D_2 站点所在地区的外流人口总数可以得到此站下车的人数为

$$n_2=\frac{P_2}{\sum_{i=1}^{N_s}P_i}\cdot N_1 \tag{4.32}$$

式中，下车乘客中携带病毒者人数为 $I_2^{\text{off}}=\dfrac{n_2 I_1}{N_1}$；新被感染者人数为 $A_{I2}^{\text{off}}=\dfrac{n_2 A_{I2}}{N_1}$。此时车上乘客的总人数为 $N_2=N_1-n_2$；携带病毒者人数为 $I_2=I_1-A_{I2}^{\text{off}}$；新被感染者人数为 $A_{I1}-A_{I1}^{\text{off}}+A_{I2}-A_{I2}^{\text{off}}$；健康者人数为

$$S(T_2)=N_1-n_2-I_2-A_{I1}+A_{I1}^{\text{off}}-A_{I2}+A_{I2}^{\text{off}} \tag{4.33}$$

同理可得到从 D_i 站到 D_{i+1} 站不同乘客数目的变化及下车人流中不同乘客的数目，此时车上健康者人数为

$$S(T_j)=N_{N_j1}-n_j-I_j-\sum_{i=1}^{j}(A_{Ii}-\frac{n_i}{N_{i-1}}A_{Ii}) \tag{4.34}$$

此过程模型即为由于人口流动引起的沿交通线不同站点 SARS 传播模型。该模型表明，沿交通线的“飞点”传播模型以交通工具内的点源扩散模型为基础，与外流人口沿交通线的分布有关，对各站点所在地区的疫情有很大的影响。

2. 小世界网络传染病模型

传统理论的主要基本假设把社会中人与人的关系看成规则网络，主要预测模型是反应-扩散模型。随着现代化交通工具的发展，这些模型难以如实反映传染病传播的实际情况。近年来，大量的统计数据表明，社会网络模型应该是“小世界”模型。Small 等(2004，2005)应用复杂的小世界网络模型与传统的 SIR 模型结合

研究了 SARS 的疫情发展情况。该模型中将社区构建为相互连接结点的小世界网络模型，每个结点与规定数量的直接邻近结点及随机数量的地理遥感结点相连，揭示了 SARS 传播过程中表现的地理区域性局部暴发和超级传播事件两个明显特征。林国基等(2003)用小世界网络模型对 SARS 的传染动力学行为进行了研究，在传染模型中加入了负反馈机制与信息流效应，获得了与现实疫情发展趋势相同的结果，表明负反馈机制可以有效地抑制非典型肺炎的蔓延，但在某些情况下可能引起感染人数的反复性振荡，以及保持信息透明度控制 SARS 疫情发展的重要保证。

“小世界”概念是 Watts 和 Strogatz(1998)首先提出的基于人类社会网络的网络模型，它通过调节一个参数，可以从规则网络向随机网络过渡。模型的构造算法是：从一个环状的规则网络开始，网络含有 N 个结点，每个结点向与它最近邻的 K 个结点连出 K 条边，并满足 $N \gg K \gg \ln(N) \gg 1$。对每条边，有概率 P 改变它的目的连接点来重新连接此边，并保证没有重复的边出现，这样就会产生 $PNK/2$ 条长程的边把一个结点和远处的结点联系起来。改变 P 值可以实现从规则网络($P=0$)向随机网络($P=1$)转变。

图 4-3 展示了小世界网络的构造过程：小世界网络模型的主要特征之一是结点之间的平均距离随远程连接的个数而呈指数下降，对于规则网络，平均距离 L 可估计为 $L \propto \sqrt{N}$；而对于小世界网络模型，$L \propto \ln(N)/\ln(K)$。例如，对于一个千万人口的城市，人与人的平均接触距离是 6 左右。这使得社会人群之间的距离大大缩短。

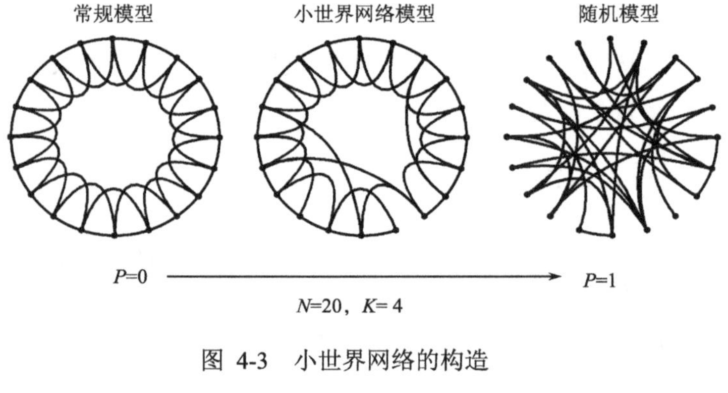

图 4-3　小世界网络的构造

把社会中的人看成是网络的结点，把人与人之间的亲密接触关系表示为结点间的连接边。林国基等(2003)在对北京 SARS 模拟中取网络的大小为 $N=1\,000\,000$，$P=0.01$，K 值作为调节参量待定。根据 SARS 病毒的传播规律，一个人的感染周期可分为三个阶段：潜伏期、发病期和隔离期。一个人被感染后进入潜伏期，这个时期没有传染性，假设潜伏期平均为 6 天，在不同的人中是标准差为 2 天的高斯分布，然后患者进入天数为 T 的传染期，在此期间每天每个和他有亲密接触关系的人都有 P_i 的概率被传染，接着患者被隔离治疗，隔离期我们假设为 10 天，最后患者康复重新进入网络中，忽略掉患者死亡的情况。在这里病毒传染情况可以用 S 来表示：

$$S = K \cdot P_i \cdot T \tag{4.35}$$

而传染率 P_i 是相对固定的值，因此我们假设 P_i 平均值为 0.05，在不同的人中是标准差为 0.01 的高斯分布，再根据实际情况调节 K 和 T 的值来观察病毒传播的情况。

模拟中我们首先在网络中引进一个病源，然后根据上述的规则演化，并每步记录总的患病人数 N_t 和当天仍患病的人数 N_i。

如果不引入其他机制，那么病毒传播就只能自动衰减或迅速蔓延，这显然都不符合实际的传播情况，因此有必要引入新的机制来使病毒扩散后再被抑制下来。减小 N_i 值和 K 值可以抑制病毒的传播。T 值的减小有赖于政府和医疗部门加强对病源的搜查和效率的提高，而 K 值的减小则与制定的隔离制度和人们的自觉性有关。自觉性是一个渐变的过程，会随着疫情的变化而变化，是一个反馈过程。引入此反馈过程可达到抑制病毒扩散的效果。反馈过程如下：初始状态 $K = K_0$，当人们发现最近的连续 3 天(这是人们的心理反应时间)患病人数 N_i 都增长的时候，人们每天就把平均连接边数减小 ΔK，直到 N_i 不再上升为止。引入了反馈机制使人们自我隔离后，病毒的传播得到有效的控制。因此，大家自觉地自我隔离及减少与别人的接触是防止病毒传播行之有效的办法，也说明了现实中我们对抗 SARS 的隔离制度是正确的。

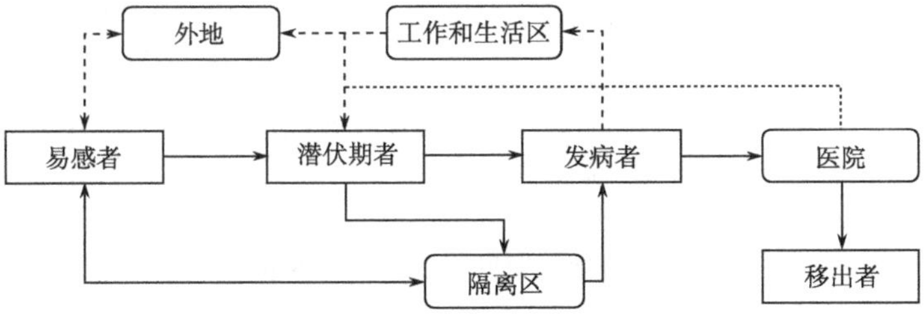

图 4-4　SARS 传播动力学概念模型

3. 基于 VGE 技术模型

龚建华等(2006)基于虚拟地理环境(virtual geographic environment，VGE)，建立了 SARS 时空动力学传播模型，并应用多智能体(Agent)技术研究个体尺度上 SARS 时空传播行为的模拟方法。SARS 传播动力学概念模型如图 4-4 所示，潜伏期者包括外地输入、医院里被感染的医务人员，以及通过家属、就医与社会交往感染三部分；发病者是由潜伏期者转化而来，就诊前在工作和生活区感染他人，就诊后通过医院感染他人。与发病者接触的人，将被送往隔离区隔离，被隔离的人有可能被感染，如果被感染，发病后将被就诊，否则转为易感者。发病者经过治疗健康出院或者死亡，转为移出者，不再感染别人，也不再被感染。

从图 4-4 可以看出，被 SARS 发病者感染的易感人可分为有两种，一种是在“家属、就医与社会交往”被感染的自由区健康人群；一种是在治疗 SARS 发病者时被感染的“医务人员”（假设隔离区不发生交叉感染）。考虑这两种人群受 SARS 病毒感染机制的差异性，并因其发生环境的不同，引入考虑地理空间的 SARS 传播模型，将易感人的感染机制分为处于自由区域(家庭、就医与社会交往)的健康人被感染和在医院里的“医务人员”被 SARS 患者感染这两类，如图 4-5 所示。由图 4-5 建立的具有空间区域特征的 SARS 传播模型可知，针对自由区、隔离区和医院的 SARS 传播，需要对人群进行分类，该模型将人群分为易感者、潜伏期患者、发病者、住院者、移出者(痊愈者和死亡者)。

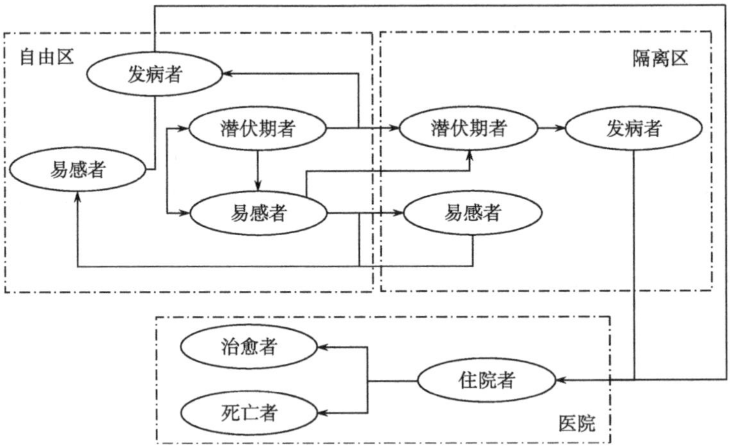

图 4-5　具有地理空间特征的 SARS 传播模型

SARS 传播的主要途径是健康人与感染者(包括潜伏期者和发病者)接触，接触后是否感染取决于易感者的健康状况、感染者的传染力、两者接触的密切程度及当时的周围环境现状等。“接触”是“感染”的前提条件，是发生 SARS 传染这个物理过程的必要条件，因此引入虚拟地理环境的二维环境，对 SARS 传染以及扩散的物理过程进行描述，建立虚拟地理环境中 SARS 时空传播物理模型，如图 4-6 所示。

图 4-6 是虚拟地理环境中 SARS 时空传播物理模型的二维表达，其中白色圆点代表健康人，黑色圆点代表感染者。

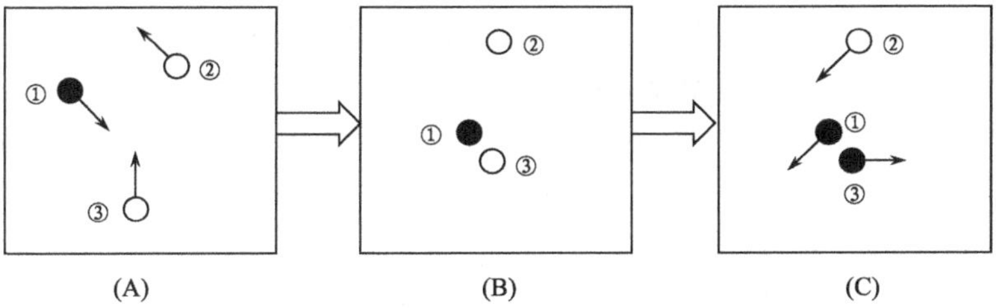

图 4-6　具有地理空间特征的 SARS 传播模型

图 4-6(A)表示在虚拟地理环境中，每个圆点按照自己的出行路线及行走规则移动。根据智能体类型、周边环境等因素设计智能体详细出行模型，智能体根据自身的行为模型确定自己的行为路线和行走规则。例如，在医院的 SARS 传播模拟中，智能体是在医院的楼道、电梯、病房等自由行走，但代表医务人员的智能体其行为更为特殊，它是主动去接触 SARS 患者，其行走规则的设计则要反映其行为(如一段时间内主动行走到负责的病房)。假设智能体在虚拟社区中随机行走，具体行走规则的定义如下：使智能体朝某个方向移动，每隔一秒随机选择一个方向，当这个方向与原行走方向在 90°偏差内，智能体改变方向，如果超过这个偏差则重新选择方向，表现在智能体行走行为，则为允许智能体前进、左转或右转行进。智能体的移动速度及路线决定了一个周期内接触其他智能体总数，其中移动速度与社会流动性有关。图 4-6(B)表示当两个智能体距离相近小于阈值 d_r，则视两者为面对面密切接触。参考 WTO 对 SARS 流行病学规定的密切接触定义，如健康人与 SARS 患者有面对面接触，则有可能被 SARS 病毒感染，如图 4-6 中感染者①和易感者③接触。图 4.6A(c)表示其中一部分易感者被传染，例如，个体③则由原易感者转变为新的感染者，是否被感染由个体感染率 p 决定。个体感染率 p 与普通意义上的感染概率不同，一般感染概率指一群易感者暴露在 SARS 高危环境后被 SARS 感染的人数与总暴露人数的比值，是统计意义上的平均值。而在本模型中，每个智能体都是独立自主的系统，系统总体感染情况则是以多个智能体的个体规则及其行为的综合效果来形成的，因此，此处的个体感染率 p 仅作为单个智能体在接触 SARS 病毒之后是否被感染的概率。系统采用随机数的方法，即产生一组大小在 0 到 1 内随机数，如此随机数在 0 到 p 的范围内，则系统判断该个体被 SARS 感染。以上是虚拟地理环境中 SARS 的时-空传播物理模型及以该模型为基础从微观动力学机制模拟 SARS 的整个传播过程。

结合 SARS 时空传播模型，智能体个体内部结构及智能体行为过程设计如图 4-7 所示。公共规则库是所有智能体共享的知识库，SARS 模型为其提供了动力学支持及基本规则，同时也对智能体的决策做出了指导(Anastassakis et al.，2001)。智能体通过解析器解析外部消息，放入规则知识库中。规则知识库还包括其他类型的信息如规则等。决策引擎通过检索知识库中的信息对智能体的行为进行指导，每一次行为过后，都将状态变化后的关键信息写入到目录服务器中，用于其他智能体或系统的检索。其中，与 SARS 模型关系较为紧密的是规则知识库和决策引擎。

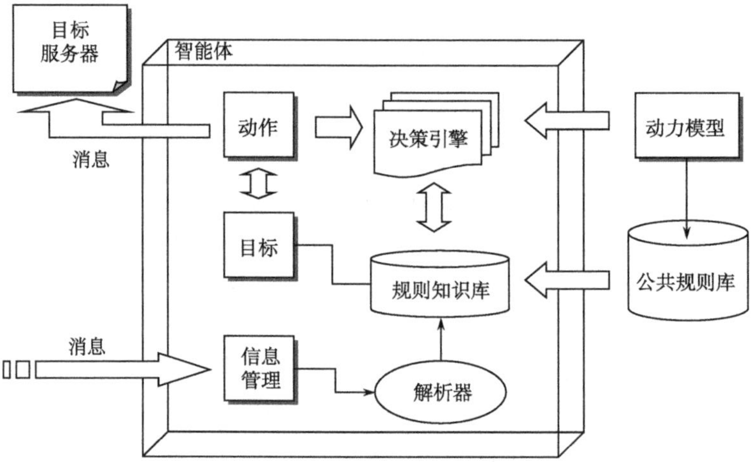

图 4-7　智能体内部结构图

以上为以 SARS 为例基于 VGE 技术模型的基本原理，龚建华等(2006)采用 Java 和 VRML 开发工具，研发了 SARS 传播与控制的智能体模拟原型系统，并以 SARS 在虚拟社区的传播为例，开展了 SARS 时-空传播行为模拟的初步试验，以及反映 SARS 疫情控制效果的参数敏感性分析。需要指出的是，SARS 传染性在潜伏期也具有传染性，而治愈者因已有 SARS 抗体而不再被感染，即不属于原文中认为的“健康人”。

4. 基于 GIS 技术模型

传染病的传播过程通常受环境的影响很大，而环境与空间信息密切相关。因此，为了寻求传染病疫情发展与空间信息的定量关系，近年来一些学者进行大量的研究(Roger and Randolph，2003；Xu et al.，2006；宫鹏等，2006)，并取得了一定的效果。下面以宫鹏等(2006)建立的针对用遥感和地理信息系统研究血吸虫病时-空分布为例，介绍基于 GIS 技术的传染病模型的有关算法。

根据血吸虫生活史，如图 4-8 所示，虫卵(E)随人或其他动物宿主(主要是耕牛等牲畜)的粪便排出，在适温度的水中孵化成毛蚴(M)；毛蚴在 48h 内必须寄生到水中的中间宿主——钉螺体内，使一些易感钉螺(X)感染成潜伏期螺(Y)；毛蚴在螺内发育 30~60 天后，无性繁殖出尾蚴，通过感染性钉螺(Z)逸出尾蚴(C)。尾蚴需要在 48h 内在水中穿透最终宿主的皮肤进入到宿主的肝脏部位成长发育为成虫(W)，再交配产卵，完成生命周期。图 4-8 中大写字母均代表数量。人和牲畜接触含有尾蚴的疫水(耕田、放牧、种植庄稼和蔬菜、刷洗农具、洗衣、游泳和嬉水)感染血吸虫病。

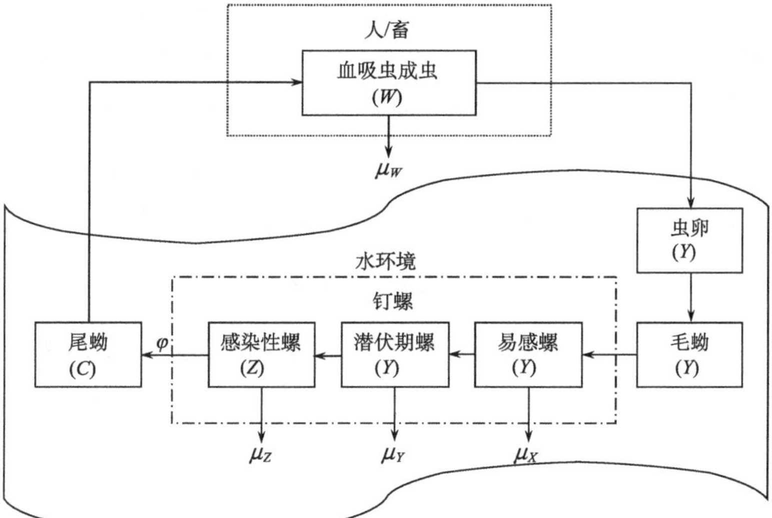

图 4-8　血吸虫生命周期

模型基于如下假设：①人群在血吸虫病感染过程中产生的获得性免疫力或伴随免疫力可以忽略；②血吸虫在人群感染过程中没有密度依赖效应，这一假设在短期(5 年左右)的血吸虫病传播模拟是符合情理的；③感染性钉螺的逸蚴量与感染钉螺的毛蚴数无关；④血吸虫在人群中的聚集性分布系数 k 是恒定的；⑤人群数量在整个感染过程中是恒定的；⑥不考虑气候的逐年变化。人畜体内成虫随时间变化为

$$\frac{\mathrm{d}W_i}{\mathrm{d}t} = \beta_i c_i - \mu_w W_i - \pi_i W_i \tag{4.36}$$

式中，W_i 是第 i 组(村或其他单元)在时间 t 的人(畜)均血吸虫负荷量；β_i 是因接触带有尾蚴(密度 c_i)的疫水的感染率；μ_w 是人畜体内血吸虫自然死亡率；π_i 是由药物治疗引起的血吸虫死亡率。在寄生虫生命周期中虫卵在单位时间的排出量为

$$e_i = \frac{1}{2} hgn_i W_i \phi \tag{4.37}$$

e_i 是人(畜)均虫卵量；n_i 是第 i 组(村或其他单元)感染的人(畜)数；$W_i\phi$ 是一半成虫产卵量；h 为每虫产卵量；g 为每克粪便含虫卵量。由于成虫生命周期远长于其他形式，因此不用微分方程，而用一个成虫数的函数模拟卵量。孵化成毛蚴的卵由下式确定

$$m_i=\sum_{j=1}^{n}\frac{\alpha e_j S_{ij}}{b_i} \tag{4.38}$$

m_i是第i组(村或其他单元)的毛蚴密度，它包括从其他组流入排出本组流出的毛蚴。毛蚴密度根据卵孵化率α除以水面面积b_i，乘以邻里组、村或其他单元的空间分配系数S_{ij}。n代表村或组的个数。寄生虫空间扩散的关键是确定由不同尺度的空间交互作用而定的空间分配系数，它由各种尺度的空间连接过程确定，需采用一种分层模型方案构建空间分配系数。由于缺乏关于多尺度空间交互作用的数据，这里仅对一定距离(如 1.5km)内的自然村间通过沟渠联系输送毛蚴和尾蚴的连接关系建立模型。毛蚴在水中感染钉螺的关系为

$$\frac{\mathrm{d}Z_i}{\mathrm{d}t}=\rho m_i x_i-\mu_z Z_i \tag{4.39}$$

式中，Z_i是被感染并排出尾蚴的钉螺密度，它取决于易感钉螺的总密度x_i、毛蚴密度m_i、钉螺感染率ρ和钉螺死亡率μ_z。钉螺总密度x_i用遥感方法确定。最后从感染钉螺产生尾的数量由下式确定

$$C_i=\sum_{j=1}^{n}\frac{\sigma a_j Z_j S_{ij}}{b_i} \tag{4.40}$$

式中，σ为每个感染钉螺的每日尾蚴产出量；a_j为钉螺栖息水面面积。上述模型省略了图 4-8 中的感染钉螺，而把两者合并。从Y到Z只需乘以一个感染钉螺的死亡率。式(4.36)~式(4.40)给出了血吸虫病时空动态传播的概念模型，这是在传统时间动态模型(Liang et al., 2002)给出更详细的时间动态分析模型基础上加入空间连接性，简化时间动态模拟之后得来的。

为了描述空间连接性和相邻自然村间的交互作用，确定空间分配系数S_{ij}，引入地理信息系统(GIS)。在 GIS 中计算各个自然村的几何中心点的位置，计算自然村间的距离；同时计算接壤的邻村数用以表示村与村间的空间连接性；将自然村边界叠加到 DEM 上，计算各个自然村的平均高程；按照自然村中心点间的高程确定沟渠水流方向；按邻村间的坡度和本村的面积大小确定本村毛蚴和尾蚴的存留数量；每个村从其上游村获得毛蚴和尾蚴输入，并向下游村输出毛蚴和尾蚴。构建一个村村间空间连接二维矩阵S，在S中，第i行第j列表示毛蚴和尾蚴从i村传输到j村，记为S_{ij}。由于钉螺主动迁移范围在数米间，虫卵随粪便作为有机肥施放在农家自家的田内，因此在村与村间的交互有限，可忽略钉螺和虫卵迁移的影响。钉螺被动迁移一般随当地农产品被较长距离运往外地，因此也不需考虑。S中对角线上的元素S_{ii}代表本村存留率，与本村面积和坡度有关。其计算方法是通过确立存留率上下限(取 0.3~0.9)，然后在对应于存留率上下限的面积或坡度间

建立线性关系，分别依据每村的面积或村的坡度求出一个存留率，然后取平均作为该村的毛蚴或尾蚴存留率。很显然，矩阵是非对称的，如果 $S_{ij} > 0$，则 $S_{ji} = 0$，原因是毛蚴和尾蚴只能从高处流向低处。S_{ij} 的估算方法

$$S_{ij} = (1 - S_{ii})\omega_j \tag{4.41}$$

$$\omega_j = \beta_{ij} / \sum_{k=1}^{n_e} \beta_{ik} \tag{4.42}$$

式中，n_e 指第 i 村的有效邻村数；β 是两村间的坡度；ω 是归一化系数。

Xu 等(2004)用遥感数据与野外实测的钉螺密度数据建立统计关系，从而对整个研究区钉螺密度制图，获取钉螺密度。

4.2　具有控制变量的传染病模型

4.2.1　状态方程

控制措施对疫情发展有着极为重要的作用，Steven 等(2003)讨论了在香港 SARS 疫情发展与控制的关系就正好表明这一点。但常规的 SEIR 模型通常是常系数，不能反映隔离、防护、洗消等控制措施和季节变换对疫情发展的影响。为此建立了具有控制变量的传染病模型(SEIR model with control variables，SEIR-CV)(黄顺祥等，2010；2013)，把人群分为 4 类：易感者、潜伏期者、发病者和移出者。易感者指对病毒没有免疫能力的健康人群，潜伏期者指已被病毒感染但还没有症状的人群，发病者指已被病毒感染且表现出症状的人群，移出者指治愈者或死亡者，对病毒具有免疫能力，潜伏期者和发病者具有传染性，易感者能被感染，而移出者不具传染性。具有控制变量的传染病模型状态方程如下：

$$\begin{aligned}
&\frac{\mathrm{d}S}{\mathrm{d}t} = -k(1-\gamma)(1-\lambda_I)SI - k(1-\gamma)(1-\lambda_E)SE - \alpha S + \alpha \\
&\frac{\mathrm{d}E}{\mathrm{d}t} = k(1-\gamma)(1-\lambda_I)SI + k(1-\gamma)(1-\lambda_E)SE - \frac{E}{D_E} - \alpha E \\
&\frac{\mathrm{d}I}{\mathrm{d}t} = \frac{E}{D_E} - \frac{I}{D_I} \\
&\frac{\mathrm{d}R}{\mathrm{d}t} = \frac{I}{D_I} - \alpha R \\
&\kappa = \kappa_0(1 + \kappa_1 \cos \varpi t)
\end{aligned} \tag{4.43}$$

式中，κ_0 为基本传染率，与人口密度有关；κ_1 为季节影响系数；ϖ 为周期；

$\frac{2\pi}{\varpi}=1$年。

模型中，设总人口初值为 1，进入该地区的人都为健康人，流出的人与健康人、潜伏期者、感染期者和治愈者成正比。S 表示易感者比例；E 表示潜伏期者比例，I 发病者比例；R 表示移出者比例(包括治愈者和死亡者)；κ 表示传染系数；λ_E、λ_I 分别表示对潜伏期者和发病者的隔离系数；γ 表示防控措施(隔离、防护和洗消措施等)感染率下降的比例；D_E 表示潜伏期；D_I 表示发病期；α 为流动人口比例(疫区内外的相互流动，其中假设发病者不流出)。

4.2.2　模型参数化方法

$\lambda_E(t)$、$\lambda_I(t)$ 分别为针对发病期和潜伏期患者的隔离函数，可理解为隔离率

$$\lambda_E(t)=\frac{\lambda_{Ea}-\lambda_{E0}}{\pi}\{\frac{\pi}{2}+\arctan[\nu_E(t-\tau_E)]\}+\lambda_{E0} \tag{4.44}$$

$$\lambda_I(t)=\frac{\lambda_{Ia}-\lambda_{I0}}{\pi}\{\frac{\pi}{2}+\arctan[\nu_I(t-\tau_I)]\}+\lambda_{I0} \tag{4.45}$$

式中，λ_{E0}、λ_{I0} 分别表示对潜伏期者和发病期者的初始隔离率；λ_{Ea}、λ_{Ia} 分别表示对潜伏期者和发病期者的目标隔离率；τ_E、τ_I 分别表示对潜伏期者和发病期者隔离措施生效时间，即隔离率变化的最快时间，等于隔离函数拐点处的时间；ν_E、ν_I 分别表示对潜伏期者和发病期者的隔离效率因子；$\lambda_{Ea}-\lambda_{E0}$ 和 $\lambda_{Ia}-\lambda_{I0}$ 分别表示对潜伏期者和发病期者隔离措施增加的强度。

$\gamma(t)$ 为采取防护和洗消措施后感染率下降的比例

$$\gamma(t)=\mu_d r_d(t)+\mu_p r_p(t)-\mu_d\mu_p r_d(t)r_p(t) \tag{4.46}$$

$$r_d(t)=\frac{r_{da}-r_{d0}}{\pi}\{\frac{\pi}{2}+\arctan[\nu_d(t-\tau_d)]\}+r_{d0} \tag{4.47}$$

$$r_p(t)=\frac{r_{pa}-r_{p0}}{\pi}\{\frac{\pi}{2}+\arctan[\nu_p(t-\tau_p)]\}+r_{p0} \tag{4.48}$$

式中，$r_d(t)$ 为对病毒区洗消的比例；$r_p(t)$ 为人员防护的比率；μ_d 为洗消中病毒被灭的比例；μ_p 为防护时病毒被隔离的比例。

r_{da} 为目标洗消比例；r_{d0} 为初始洗消比例，可通过调查或反演获得；τ_d 为洗消措施生效时间，即洗消比例变化的最快时间，等于函数 $r_d(t)$ 拐点处的时间；ν_d 为洗消效率因子；$r_{da}-r_{d0}$ 为洗消措施增加的强度。

r_{pa} 为目标防护比例；r_{p0} 为初始防护比例，可通过调查或反演获得；τ_p 为防

护措施生效时间，即防护比例变化的最快时间，等于函数 $r_p(t)$ 拐点处的时间；ν_p 为防护效率因子；$r_{pa}-r_{p0}$ 为防护措施增加的强度。

4.2.3　模型求解方法

通过疫情监测，确定潜伏期（D_E）、发病期（D_I）、流动人口比例（α）、初始隔离率（λ_{E0} 和 λ_{I0}）、初始洗消比例（r_{d0}）和初始防护比例（r_{p0}）等参数；通过试验确定洗消中病毒被灭的比例（μ_d）和防护时病毒被隔离的比例（μ_p）；根据已感染人数的历史统计数据，反演基本传染率（κ_0）、季节影响系数（κ_1）；根据控制方案的具体指标，确定目标隔离率（λ_{Ea} 和 λ_{Ia}）、目标洗消比例（r_{da}）、目标防护比例（r_{pa}）、隔离措施生效时间（τ_E 和 τ_I）、洗消措施生效时间（τ_d）、防护措施生效时间（τ_p）、隔离效率因子（ν_E 和 ν_I）、洗消效率因子（ν_d）和防护效率因子（ν_p）等参数；应用龙格-库塔(Runge-Kutta)算法求解状态方程中的 4 个微分方程，得出易感者比例（S）、潜伏期者比例（E）、发病者比例（I）和移出者比例（R）随时间的发展状况。

4.3　具有免疫期的传染病模型

4.3.1　状态方程

具有免疫期的传染病疫情发展遵循 SEIRS 模型的规律，常规的 SEIRS 模型通常是常系数，不能反映季节变换对疫情发展的影响。为此，建立了考虑季节变换影响的具有免疫期的传染病模型(SEIRS with seasonal impact，SEIRS-SI)(黄顺祥等，2011)，把人群分为 4 类：易感者、潜伏期者、发病者和免疫期者，易感者指对病毒没有免疫能力的健康人群，潜伏期者指已被病毒感染但还没有症状的人群，发病者指已被病毒感染且表现出症状的人群，免疫期者表示在免疫期内对病毒具有免疫能力的人群。潜伏期者和发病者具有传染性，易感者能被感染，而免疫期者不具传染性。忽略死亡者对人口比例的影响，假设人口处于平衡态，总人数为 1，不考虑人口自然出生、死亡以及人口迁移情况，则 SEIRS-SI 模型状态方程如下：

$$\frac{\mathrm{d}S}{\mathrm{d}t}=-\kappa_E SE-\kappa_I SI+R/D_R$$

$$\frac{\mathrm{d}E}{\mathrm{d}t}=\kappa_E SE+\kappa_I SI-E/D_E$$

$$\frac{\mathrm{d}I}{\mathrm{d}t}=E/D_E-I/D_I$$

$$\frac{\mathrm{d}R}{\mathrm{d}t}=I/D_I-R/D_R \tag{4.49}$$

式中，S 表示易感者比例；E 表示潜伏期者比例，I 感染期者比例；R 表示免疫期者比例；D_E 表示潜伏期；D_I 表示传染期；D_R 表示免疫期。

4.3.2　模型参数化方法

$\kappa_E(t)$、$\kappa_I(t)$ 分别为潜伏期和的发病期传染率，假设季节对传染率影响在 1 年中满足正态分布

$$\kappa_E(t)=\kappa_{E0}+\frac{\chi_E}{\sqrt{2\pi}\sigma_E}\mathrm{e}^{-\frac{(t-\tau_{PE})^2}{2\sigma_E^2}} \tag{4.50}$$

$$\kappa_I(t)=\kappa_{I0}+\frac{\chi_I}{\sqrt{2\pi}\sigma_I}\mathrm{e}^{-\frac{(t-\tau_{PI})^2}{2\sigma_I^2}} \tag{4.51}$$

式中，κ_{E0}、κ_{I0} 是潜伏期者和发病期者基本传染率(跟人口密度有关)；χ_E、χ_I 为潜伏期者和发病期者季节影响系数；σ_E^2 和 σ_I^2 分别为潜伏期者和发病期者季节影响函数方差；τ_E 和 τ_I 分别表示潜伏期者和发病期者高峰期。

4.3.3　模型求解方法

通过疫情监测，确定潜伏期(D_E)、传染期(D_I)、免疫期(D_R)；根据已感染人数的历史统计数据，反演基本传染率(κ_{E0}和κ_{I0})、季节影响系数(χ_E 和 χ_I)、季节影响函数方差(σ_E^2 和 σ_I^2)和高峰期(τ_{PE}和 τ_{PI})；应用龙格-库塔(Runge-Kutta)算法求解具有免疫期的传染病模型中的 4 个微分方程，得出易感者比例(S)、潜伏期者比例(E)、发病者比例(I)和免疫期者比例(R)随时间的发展状况。

4.4　空间非均匀性传染病模型

常见的传染病传播模型假设各类人群在空间均匀分布，因此可用常微分方程组来描述。但对于传播区域较大的情形，则需要考虑空间的非均匀性(刘峰等，2014)。传染病的传播有两个层次：一个是小范围内密切接触人群内部的蔓延，这可以假想是局限在一个均质小区内，传播速度正比于染病人群和易感人群的乘积；另一个层次是空间的传播，是由于人群携带致病微生物在较大范围内迁移所致。实践表明，对于传染病在小范围密集人群内的传播，应用基于均匀假定的常微分方程模型可以得到比较满意的预测结果。但是，要合理描述传染病在空间的扩散则要困难得多。一些研究者借用物理学中的气体分子扩散概念，在常微分模型基

础上加入空间扩散项，建立偏微分模型来描述(Rui，2009)。空间扩散项通常假定是正比于属性的空间二阶导数，我们认为这是值得商榷的。因为气体分子扩散之所以能用二阶空间导数来描述，有一个基本前提，即所研究问题的尺度远大于分子热运动的平均自由程。我们知道，人群在空间的迁移，如上下班、购物等，其典型通勤距离可达数公里到十几公里，这与我们研究的大城市空间尺度是同一个量级。另外，大城市人群一天内的迁移并非无规则运动，它有较明显的规律性，即早晨从郊区向城区汇集，而傍晚从城区向郊区发散。因此，用基于分子热运动比拟的二阶偏微分方程来描述传染病空间扩散是不太合理的，而且要识别出空间非均匀的扩散系数也是一个困难任务。实际上，空间扩散模型的思想来自于生物种群动力学的研究，假设生物的随机运动造成了种群的扩散。但是生物的行为可能也并不像模型中假设的那样如同分子扩散般的随机，它们的迁移具有明显的季节性和目的性，即使是日间觅食行为也表现为在巢穴附近的往复运动，与分子扩散并不相同。以往的扩散模型假定有着各向同性的扩散系数，人口从高密度向低密度扩散，实际上扩散过程是各向异性的，而且可能由低密度向高密度扩散。综上所述，传统的扩散表述方式有较大的缺陷，有必要发展更加符合实际情况的模型。

因此，我们提出了空间非均匀性传染病模型(spatial heterogeneity epidemic model，SHEM)，它以大城市行政规划为基础，充分利用人群户籍统计数据，并给出实用的参数估计方法，以更加符合实际且易于应用。

4.4.1　两分区模型

设城市内存在两个分区，分区内染病人数、易感人数和移出人数一天内的变化为

$$\begin{aligned}
&\frac{\mathrm{d}I_1}{\mathrm{d}t}=rI_1S_1/N_1-\lambda I_{10}+\mathrm{FI}_{2\to1}-\mathrm{FI}_{1\to2}\\
&\frac{\mathrm{d}I_2}{\mathrm{d}t}=rI_2S_2/N_2-\lambda I_{20}-\mathrm{FI}_{2\to1}+\mathrm{FI}_{1\to2}\\
&\frac{\mathrm{d}S_1}{\mathrm{d}t}=-rI_1S_1/N_1+\mathrm{FS}_{2\to1}-\mathrm{FS}_{1\to2}\\
&\frac{\mathrm{d}S_2}{\mathrm{d}t}=-rI_2S_2/N_2-\mathrm{FS}_{2\to1}+\mathrm{FS}_{1\to2}\\
&\frac{\mathrm{d}R_1}{\mathrm{d}t}=\lambda I_{10}\\
&\frac{\mathrm{d}R_2}{\mathrm{d}t}=\lambda I_{20}\\
&N_1=I_1+S_1+R_1\\
&N_2=I_2+S_2+R_2
\end{aligned}\tag{4.52}$$

式中，r 为传染率；λ 为 1 区和 2 区的收治率；I_{10} 、I_{20} 分别为一天开始时刻的染病人数；$\mathrm{FI}_{1\to2}$ 为单位时间内居住 1 区而流入 2 区的染病人数；$\mathrm{FI}_{2\to1}$ 为单位时间内居住 2 区而流入 1 区的染病人数；$\mathrm{FS}_{1\to2}$ 为单位时间内居住 1 区而流入 2 区的易感人数；$\mathrm{FS}_{2\to1}$ 为单位时间内居住 2 区而流入 1 区的易感人数。

此处不考虑移出人群(包括住院、治愈、死亡等)的迁移，假定他们在疫情期间都处于隔离状态。

SHEM 模型实际应用中面临的一个主要困难是，难以给出人群在一天范围内动态流动的数据。由于人群的流动方向是动态变化的，即上午的输入(输出)转变为下午的输出(输入)。这一数据需要通过抽样调查结果统计得出。但每个时段的流动情况是难以统计的，因此微分方程模型由于过多地依赖于详细的观测数据导致其可操作性不强。但是它在理论上可以解释人群流动造成传染病流行的一般规律，并可在此基础上建立更加具有可操作性的模型。

实际上，SHEM 模型中的人群流动在一天之中是有规律的，由于人员上班、购物等造成的效果，上午和下午的正负号相反。因此在一天之中平均的话，总效果为零。如图 4-9 所示，一天之内，由于扩散造成染病人数先增加后减少，宏观上看，这样以日为周期的波动并不影响长期趋势，但是改变了一天内染病人群的平均值，从而影响了传染病的传播速度。因此，如果建立差分方程模型，只研究每天末了时刻的各人群数目的变化，则不需要知道一天之内详细变化情况，在计算人群数目的增长时，在表达式中对扩散的平均效果加以考虑即可，这样对观测数据的依赖程度就大为减轻了。

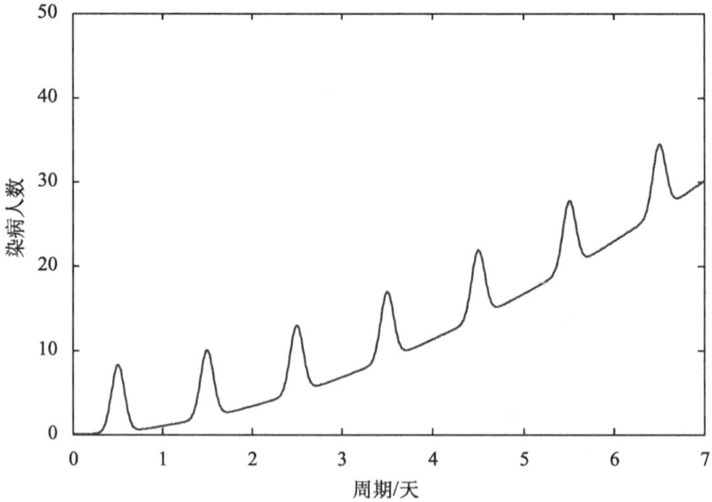

图 4-9 染病人数演变示意图

设从一天的初始时刻 0 积分到结束时刻 T，从而对方程组中的式(4.52)第一个方程积分得到

$$\int_0^T \frac{\mathrm{d}I_1}{\mathrm{d}t}\mathrm{d}t=\int_0^T rI_1S_1/N_1\mathrm{d}t-\int_0^T \lambda I_{10}\mathrm{d}t+\int_0^T\left(\mathrm{FI}_{2\to1}-\mathrm{FI}_{1\to2}\right)\mathrm{d}t \tag{4.53}$$

方程左端等于 $I_{1T}-I_{10}$；

方程右端第一项由积分中值定理可写为：$rTI_1(\tau)S_1(\tau)/N_1(\tau)$，其中 $0<\tau<T$；

方程右端第二项等于 λTI_{10}。

方程右端第三项是人员流动造成的一天内净通量，它可视为等于零，因为人群流动在一天之中是有规律的，由于人员上班、购物造成的效果，上午和下午的正负号相反，因此在一天之中平均的话，总效果为零。

以“天”为时间单位，取 T=1，并定义 $\tilde{I}_1=I_1(\tau)$，$\tilde{S}_1=S_1(\tau)$，$\tilde{N}_1=N_1(\tau)$，$\tilde{I}_2=I_2(\tau)$，$\tilde{S}_2=S_2(\tau)$，$\tilde{N}_2=N_2(\tau)$。通过人员流动的抽样调查结果来估计 $\tilde{I}_1$、$\tilde{I}_2$、$\tilde{S}_1$ 和 $\tilde{S}_2$。以上积分后的方程组在形式上可得到简化，即 $I_{1T}-I_{10}=r\tilde{I}_1\tilde{S}_1/\tilde{N}_1-\lambda I_{10}$。其中，$\tilde{I}_1=I_{10}+\Delta I_1$，$\tilde{S}_1=S_{10}+\Delta S_1$，把初始时刻 0 推广到任意一天的初始时刻 t'，并将 T 时刻换成 $t'+1$，即 t' 表示任意一天的初始时刻，$t'+1$ 表示该天的结束时刻，$I_1(t')$ 和 $I_2(t')$ 分别表示该天 1 区和 2 区初始时刻的染病人数，$I_1(t'+1)$ 和 $I_2(t'+1)$ 分别表示该天 1 区和 2 区结束时刻的染病人数，$S_1(t')$ 和 $S_2(t')$ 分别表示该天 1 区和 2 区初始时刻的易感人数，$S_1(t'+1)$ 和 $S_2(t'+1)$ 分别表示该天 1 区和 2 区结束时刻的易感人数，$R_1(t')$ 和 $R_2(t')$ 分别表示该天 1 区和 2 区初始时刻的移出人数，$R_1(t'+1)$ 和 $R_2(t'+1)$ 分别表示该天 1 区和 2 区结束时刻的移出人数，则

$$\tilde{I}_1=I_1(t')+\Delta I_1 \tag{4.54}$$

$$\tilde{S}_1=S_1(t')+\Delta S_1 \tag{4.55}$$

$$I_1(t'+1)-I_1(t')=r\tilde{I}_1\tilde{S}_1/\tilde{N}_1-\lambda I_1(t') \tag{4.56}$$

而 ΔI_1 和 ΔS_1 分别是由于人员流动造成的染病人数和易感人数的平均增量，这些数值可通过如下途径来估计：抽样调查得到从 2 区到 1 区上班、购物的人口比例 α_{12}，以及他们平均在 1 区停留的时间比例 β_{12}，定义 2 区向 1 区的传递系数 $k_{12}=\alpha_{12}\beta_{12}$，同样可以定义 1 区向 2 区的传递系数 $k_{21}=\alpha_{21}\beta_{21}$，则有

$$\Delta I_1=-\Delta I_2=k_{12}I_2(t')-k_{21}I_1(t') \tag{4.57}$$

$$\Delta S_1=-\Delta S_2=k_{12}S_2(t')-k_{21}S_1(t') \tag{4.58}$$

类似地，也可以得到微分方程组中式(4.53)~式(4.57)的积分形式，分别如下：

其中，方程组中的式(4.53)积分得到

$$\int_0^T \frac{\mathrm{d}I_2}{\mathrm{d}t}\mathrm{d}t = \int_0^T rI_2S_2 / N_2\mathrm{d}t - \int_0^T \lambda I_{20}\mathrm{d}t + \int_0^T \left(\mathrm{FI}_{1\to 2} - \mathrm{FI}_{2\to 1}\right)\mathrm{d}t \tag{4.59}$$

可得

$$I_2(t'+1) - I_2(t') = r\tilde{I}_2\tilde{S}_2 / \tilde{N}_2 - \lambda I_2(t') \tag{4.60}$$

其中，方程组中的式(4.54)积分得到

$$\int_0^T \frac{\mathrm{d}S_1}{\mathrm{d}t}\mathrm{d}t = -\int_0^T rI_1S_1 / N_1\mathrm{d}t + \int_0^T \left(\mathrm{FS}_{2\to 1} - \mathrm{FS}_{1\to 2}\right)\mathrm{d}t \tag{4.61}$$

可得

$$S_1(t'+1) - S_1(t') = -r\tilde{I}_1\tilde{S}_1 / \tilde{N}_1 \tag{4.62}$$

其中方程组中的公式(4.55)积分得到

$$\int_0^T \frac{\mathrm{d}S_2}{\mathrm{d}t}\mathrm{d}t = -\int_0^T rI_2S_2 / N_2\mathrm{d}t + \int_0^T \left(\mathrm{FS}_{1\to 2} - \mathrm{FS}_{2\to 1}\right)\mathrm{d}t \tag{4.63}$$

可得

$$S_2(t'+1) - S_2(t') = -r\tilde{I}_2\tilde{S}_2 / \tilde{N}_2 \tag{4.64}$$

其中方程组中的式(4.56)积分得到

$$\int_0^T \frac{\mathrm{d}R_1}{\mathrm{d}t}\mathrm{d}t = \int_0^T \lambda I_{10}\mathrm{d}t \tag{4.65}$$

可得

$$R_1(t'+1) - R_1(t') = \lambda I_1(t') \tag{4.66}$$

其中方程组中的式(4.57)积分得到

$$\int_0^T \frac{\mathrm{d}R_2}{\mathrm{d}t}\mathrm{d}t = \int_0^T \lambda I_{20}\mathrm{d}t \tag{4.67}$$

可得

$$R_2(t'+1) - R_2(t') = \lambda I_2(t') \tag{4.68}$$

由于

$$\tilde{I}_1 = I_{10} + \Delta I_1 \tag{4.69}$$

$$\tilde{S}_1 = S_{10} + \Delta S_1 \tag{4.70}$$

$$\Delta I_1 = -\Delta I_2 = k_{12}I_2(t') - k_{21}I_1(t') \tag{4.71}$$

$$\Delta S_1 = -\Delta S_2 = k_{12}S_2(t') - k_{21}S_1(t') \tag{4.72}$$

所以

$$\tilde{I}_1 = I_1(t') + k_{12}I_2(t') - k_{21}I_1(t') \tag{4.73}$$

$$\tilde{I}_2 = I_2(t') - k_{12}I_2(t') + k_{21}I_1(t') \tag{4.74}$$

$$\tilde{S}_1 = S_1(t') + k_{12}S_2(t') - k_{21}S_1(t') \tag{4.75}$$

$$\tilde{S}_2 = S_2(t') - k_{12}S_2(t') + k_{21}S_1(t') \tag{4.76}$$

设任意一天的初始时刻为 t'，则第二天初始时刻 $t'+1$ 时的情形可由如下时间步进的差分方程组来预测：

$$\tilde{I}_1 = I_1(t') + k_{12}I_2(t') - k_{21}I_1(t') \tag{4.77}$$

$$\tilde{I}_2 = I_2(t') - k_{12}I_2(t') + k_{21}I_1(t') \tag{4.78}$$

$$\tilde{S}_1 = S_1(t') + k_{12}S_2(t') - k_{21}S_1(t') \tag{4.79}$$

$$\tilde{S}_2 = S_2(t') - k_{12}S_2(t') + k_{21}S_1(t') \tag{4.80}$$

$$\tilde{N}_1 = \tilde{I}_1 + \tilde{S}_1 + R_1(t') \tag{4.81}$$

$$\tilde{N}_2 = \tilde{I}_2 + \tilde{S}_2 + R_2(t') \tag{4.82}$$

$$I_1(t'+1) - I_1(t') = r\tilde{I}_1\tilde{S}_1 / \tilde{N}_1 - \lambda I_1(t') \tag{4.83}$$

$$I_2(t'+1) - I_2(t') = r\tilde{I}_2\tilde{S}_2 / \tilde{N}_2 - \lambda I_2(t') \tag{4.84}$$

$$S_1(t'+1) - S_1(t') = -r\tilde{I}_1\tilde{S}_1 / \tilde{N}_1 \tag{4.85}$$

$$S_2(t'+1) - S_2(t') = -r\tilde{I}_2\tilde{S}_2 / \tilde{N}_2 \tag{4.86}$$

$$R_1(t'+1) - R_1(t') = \lambda I_1(t') \tag{4.87}$$

$$R_2(t'+1) - R_2(t') = \lambda I_2(t') \tag{4.88}$$

这里，$t' = 0,1,2,\cdots$，将关键数据代入以上方程组，得到关于传染病或疫情传播的预测数值。

4.4.2　多分区模型

设所研究大城市或区域有 M 个行政分区，每个分区的人口数据已知，分别为 N_1，N_2，…，N_M；设某天初始时刻 t，第 i 个分区对传染病的易感人数为 S_i，染病人数为 I_i，移出人数为 R_i，i=1，2，…，M，假设各个分区内各类人群均匀分布。

第 i 个分区内，染病人数由于和其他分区的相互迁移而造成的增量为 $\sum_{j=1}^{M}[k_{ij}I_j(t) - k_{ji}I_i(t)]$，建立如下差分方程组

$$
\begin{cases}
\tilde{I}_i = I_i(t) + \sum_{j=1}^{M}[k_{ij}I_j(t) - k_{ji}I_i(t)] \\
\tilde{S}_i = S_i(t) + \sum_{j=1}^{M}[k_{ij}S_j(t) - k_{ji}S_i(t)] \\
\tilde{N}_i = \tilde{I}_i + \tilde{S}_i + R_i(t) \\
I_i(t+1) - I_i(t) = r\tilde{I}_i \cdot \tilde{S}_i / \tilde{N}_i - \lambda I_i(t) \\
S_i(t+1) - S_i(t) = -r\tilde{I}_i \cdot \tilde{S}_i / \tilde{N}_i \\
R_i(t+1) - R_i(t) = \lambda I_i(t)
\end{cases}
\tag{4.89}
$$

其中，t 和 t+1 分别是相邻两天的结束时刻，即 t 为某天初始时刻，t+1 为该天结束时刻；$I_i(t)$ 表示该天第 i 区初始时刻的染病人数；$I_i(t+1)$ 表示该天第 i 区结束时刻的染病人数；$S_i(t)$ 表示该天第 i 区初始时刻的易感人数；$S_i(t+1)$ 表示该天第 i 区结束时刻的易感人数；$R_i(t)$ 表示该天第 i 区初始时刻的移出人数；$R_i(t+1)$ 表示该天第 i 区结束时刻的移出人数；$\tilde{I}_i$、$\tilde{S}_i$ 和 $\tilde{N}_i$ 分别是第 i 区染病人数、易感人数和总人数在一天内的平均值。

差分方程组中的系数 k_{ij} 反映了人群的跨区流动通量的平均效果；设分区 j 每天有比例为 α_{ij} 的人数迁移到分区 i，平均逗留时间为 β_{ij}，可由 $k_{ij} = \alpha_{ij}\beta_{ij}$ 来计算分区间传递系数，其中，0< β_{ij} <1，参数 α_{ij}、β_{ij} 均可由抽样调查结果统计得到。

4.5　传染病模型参数反演方法

要求解以上传染病模型，必须要给出所有参数的具体数值。这些参数部分可以通过疫情监测获得，如传染病的潜伏期、感染期等。但传染病模型的大部分参数是无法直接获取的，对于确定这些无法直接获取的参数最有效的方法之一，就是根据疫情历史统计数据应用模型的理论方程进行反演。模型参数反演最简单的方法就是穷举法，即对每种可能的取值依次代入理论方程进行求解，通过比较每组参数求解的值与实际统计值偏差的大小，偏差最小的即为最理想的反演参数值。这种方法虽然简单，在参数较少时也能奏效，但该方法的计算量随模型参数的数量和参数有效数字的位数呈指数增长，在参数较多时实际上是无法实施的。比较实用的参数反演方法还有遗传算法和模拟退火算法等，这两种方法的优点是可以对多参数进行反演，但这两种方法所得到的解只是众多可能解中的较优解而非最优解，而且计算量同样较大。具有控制变量的传染病模型需要反演的参数可达 18 个之多，如果每个参数取 1 位有效数字，则有 10^{18} 种组合，每解 1 次动力学方程，用目前的 PC 机或笔记本电脑需要时间 1s 左右，如果用穷举法寻找最优解则需要

300 亿年左右，显然是不可能的。即使用遗传算法等方法，通过数值试验表明，对此问题的求解也需要数小时，而且所得的解随机性较大，仅为较优解。为了解决这一难题，提出了基于伴随原理的参数反演方法，该方法具有两个明显的优点：①可以求出最优解；②求解耗时短，对本问题的求解在 PC 机或笔记本电脑耗时也只需数秒钟。

4.5.1　SEIRS-CV 模型参数反演方法

如果已知传染病模型的参数，模拟疫情发展状况属于正问题；而要根据疫情统计数据反演模型的参数，则是一个反问题。要求解这个反问题，首先需要建立一个目标函数，然后在状态方程的约束下求解满足目标函数的解，即反演模型的参数。

首先，建立目标函数

$$J=\frac{1}{2}\int_{t_1}^{t_2}\upsilon[I(t)-I_0(t)]^2\mathrm{d}t \tag{4.90}$$

式中，(t_1, t_2)为疫情发展的时段；υ 为权重因子；$I(t)$ 为预测发病者比例；$I_0(t)$ 为统计发病者比例。显然，最佳参数反演满足如下关系

$$\begin{aligned}
&\min J=\frac{1}{2}\int_{t_1}^{t_2}\upsilon[I(t)-I_0(t)]^2\mathrm{d}t\\
&\text{s.t.}\quad \frac{\mathrm{d}S}{\mathrm{d}t}=-k(1-\gamma)(1-\lambda_I)SI-k(1-\gamma)(1-\lambda_E)SE-\alpha S+\alpha\\
&\qquad \frac{\mathrm{d}E}{\mathrm{d}t}=k(1-\gamma)(1-\lambda_I)SI+k(1-\gamma)(1-\lambda_E)SE-\frac{E}{D_E}-\alpha E\\
&\qquad \frac{\mathrm{d}I}{\mathrm{d}t}=\frac{E}{D_E}-\frac{I}{D_I}\\
&\qquad \frac{\mathrm{d}R}{\mathrm{d}t}=\frac{I}{D_I}-\alpha R
\end{aligned} \tag{4.91}$$

该问题是在状态方程约束条件下寻求最佳模型参数。为了能够高效率地求解，可通过计算目标函数 J 关于模型参数的梯度(导数排列得到的向量)，利用梯度信息快速迭代寻找最佳解。

为计算导数，建立 Lagrange 函数

$$\begin{aligned}
&L(S,S^*,E,E^*,I,I^*,R,R^*,\ldots)=J(I)\\
&\quad+\int_{t_1}^{t_2}S^*[\frac{\mathrm{d}S}{\mathrm{d}t}+k(1-\gamma)(1-\lambda_I)SI+k(1-\gamma)(1-\lambda_E)SE+\alpha S-\alpha)]\mathrm{d}t\\
&\quad+\int_{t_1}^{t_2}E^*[\frac{\mathrm{d}E}{\mathrm{d}t}-k(1-\gamma)(1-\lambda_I)SI-k(1-\gamma)(1-\lambda_E)SE+\frac{E}{D_E}+\alpha E]\mathrm{d}t
\end{aligned}$$

$$+\int_{t_1}^{t_2} I^*(\frac{\mathrm{d}I}{\mathrm{d}t}-\frac{E}{D_E}+\frac{I}{D_I})\,\mathrm{d}t$$

$$+\int_{t_1}^{t_2} R^*(\frac{\mathrm{d}R}{\mathrm{d}t}-\frac{I}{D_I}+\alpha R)\,\mathrm{d}t \tag{4.92}$$

其中，S^*、E^*、I^*、R^* 分别为 S、E、I、R 的伴随变量；(t_1,t_2) 为疫情发展的时段。

这里把 S^*、E^*、I^*、R^*，S、E、I、R 看作独立的变量，如果 S、E、I、R 是目标函数 J 的局部极小，而 S^*、E^*、I^*、R^* 是相应的伴随变量的必要条件是（S^*、E^*、I^*、R^*，S、E、I、R）为 L 的一个鞍点，从而由 $\frac{\partial L}{\partial S}=0$，$\frac{\partial L}{\partial E}=0$，$\frac{\partial L}{\partial I}=0$，$\frac{\partial L}{\partial R}=0$，导出伴随变量满足的方程

$$\frac{\mathrm{d}S^*}{\mathrm{d}t}=k(1-\gamma)[(1-\lambda_I)I+(1-\lambda_E)E](S^*-E^*)+\alpha S^*$$

$$\frac{\mathrm{d}E^*}{\mathrm{d}t}=k(1-\gamma)(1-\lambda_E)S(S^*-E^*)+\frac{1}{D_E}(E^*-I^*)+\alpha E^*$$

$$\frac{\mathrm{d}I^*}{\mathrm{d}t}=k(1-\gamma)(1-\lambda_I)S(S^*-E^*)+\frac{1}{D_I}(I^*-R^*)+\upsilon(I-I_0)$$

$$\frac{\mathrm{d}R^*}{\mathrm{d}t}=\alpha R^* \tag{4.93}$$

当状态方程(4.43)和伴随方程(4.93)都满足时，目标函数关于模型参数的导数等于 Lagrange 函数关于模型参数的导数

$$\frac{\partial L}{\partial \Psi}=\frac{\partial J(\Psi,S,E,I,R)}{\partial \Psi}-S^*\frac{\partial f_1}{\partial \Psi}-E^*\frac{\partial f_2}{\partial \Psi}-I^*\frac{\partial f_3}{\partial \Psi}-R^*\frac{\partial f_4}{\partial \Psi} \tag{4.94}$$

其中，$\Psi=[\lambda_{E0},\lambda_{Ea},\nu_E,t_{eE},\lambda_{I0},\lambda_{Ia},\nu_I,t_{eI},r_{d0},r_{da},\mu_d,\nu_d,t_d,\mu_p,r_{p0},r_{d0},\nu_p,t_p]$

$$\lambda_E(t)=\frac{\lambda_{Ea}-\lambda_{E0}}{\pi}\{\frac{\pi}{2}+\arctan[\nu_E(t-\tau_E)]\}+\lambda_{E0}$$

$$\lambda_I(t)=\frac{\lambda_{Ia}-\lambda_{I0}}{\pi}\{\frac{\pi}{2}+\arctan[\nu_I(t-\tau_I)]\}+\lambda_{I0}$$

$$\gamma(t)=\mu_d r_d(t)+\mu_p r_p(t)-\mu_d\mu_p r_d(t)r_p(t)$$

$$r_d(t)=\frac{r_{da}-r_{d0}}{\pi}\{\frac{\pi}{2}+\arctan[\nu_d(t-t_d)]\}+r_{d0}$$

$$r_p(t)=\frac{r_{pa}-r_{p0}}{\pi}\{\frac{\pi}{2}+\arctan[\nu_p(t-t_p)]\}+r_{p0}$$

具体推导如下：

$$\frac{\partial L}{\partial \lambda_{E0}}=\frac{\partial J(\lambda_{E0},S,E,I,R)}{\partial \lambda_{E0}}-S^*\frac{\partial f_1}{\partial \lambda_{E0}}-E^*\frac{\partial f_2}{\partial \lambda_{E0}}-I^*\frac{\partial f_3}{\partial \lambda_{E0}}-R^*\frac{\partial f_4}{\partial \lambda_{E0}}$$

$$=\frac{1}{\pi}k(1-\gamma)SE(S^*-E^*)\{\arctan[\nu_E(t-\tau_E)]-\frac{\pi}{2}\}$$

$$\frac{\partial L}{\partial \lambda_{Ea}}=\frac{\partial J(\lambda_{Ea},S,E,I,R)}{\partial \lambda_{Ea}}-S^*\frac{\partial f_1}{\partial \lambda_{Ea}}-E^*\frac{\partial f_2}{\partial \lambda_{Ea}}-I^*\frac{\partial f_3}{\partial \lambda_{Ea}}-R^*\frac{\partial f_4}{\partial \lambda_{Ea}}$$

$$=-\frac{1}{\pi}k(1-\gamma)SE(S^*-E^*)\{\frac{\pi}{2}+\arctan[\nu_E(t-\tau_E)]\}$$

$$\frac{\partial L}{\partial \nu_E}=\frac{\partial J(\nu_E,S,E,I,R)}{\partial \nu_E}-S^*\frac{\partial f_1}{\partial \nu_E}-E^*\frac{\partial f_2}{\partial \nu_E}-I^*\frac{\partial f_3}{\partial \nu_E}-R^*\frac{\partial f_4}{\partial \nu_E}$$

$$=-\frac{(\lambda_{aE}-\lambda_{0E})(t-\tau_E)}{\pi[1+\nu_E^2(t-\tau_E)^2]}k(1-\gamma)SE(S^*-E^*)$$

$$\frac{\partial L}{\partial t_{eE}}=\frac{\partial J(t_{eE},S,E,I,R)}{\partial t_{eE}}-S^*\frac{\partial f_1}{\partial t_{eE}}-E^*\frac{\partial f_2}{\partial t_{eE}}-I^*\frac{\partial f_3}{\partial t_{eE}}-R^*\frac{\partial f_4}{\partial t_{eE}}$$

$$=\frac{\nu_E k(\lambda_{aE}-\lambda_{0E})(1-\gamma)}{\pi[1+\nu_E^2(t-t_{eE})^2]}SE(S^*-E^*)$$

$$\frac{\partial L}{\partial \lambda_{Ia}}=\frac{\partial J(\lambda_{Ia},S,I,R)}{\partial \lambda_{Ia}}-S^*\frac{\partial f_1}{\partial \lambda_{Ia}}-E^*\frac{\partial f_2}{\partial \lambda_{Ia}}-I^*\frac{\partial f_3}{\partial \lambda_{Ia}}-R^*\frac{\partial f_4}{\partial \lambda_{Ia}}$$

$$=\frac{1}{\pi}k(1-\gamma)SI(S^*-E^*)\{\frac{\pi}{2}-\arctan[\nu_I(t-t_{eI})]\}$$

$$\frac{\partial L}{\partial \lambda_{Ia}}=\frac{\partial J(\lambda_{Ia},S,I,R)}{\partial \lambda_{Ia}}-S^*\frac{\partial f_1}{\partial \lambda_{Ia}}-E^*\frac{\partial f_2}{\partial \lambda_{Ia}}-I^*\frac{\partial f_3}{\partial \lambda_{Ia}}-R^*\frac{\partial f_4}{\partial \lambda_{Ia}}$$

$$=-\frac{1}{\pi}k(1-\gamma)SI(S^*-E^*)\{\frac{\pi}{2}+\arctan[\nu_I(t-t_{eI})]\}$$

$$\frac{\partial L}{\partial \nu_I}=\frac{\partial J(\nu_I,S,I,R)}{\partial \nu_I}-S^*\frac{\partial f_1}{\partial \nu_I}-E^*\frac{\partial f_2}{\partial \nu_I}-I^*\frac{\partial f_3}{\partial \nu_I}-R^*\frac{\partial f_4}{\partial \nu_I}$$

$$=-\frac{k(\lambda_{aI}-\lambda_{0I})(t-t_{eI})(1-\gamma)}{\pi[1+\nu_I^2(t-t_{eI})^2]}SI(S^*-E^*)$$

$$\frac{\partial L}{\partial t_{eI}}=\frac{\partial J(t_{eI},S,I)}{\partial t_{eI}}-S^*\frac{\partial f_1}{\partial t_{eI}}-E^*\frac{\partial f_2}{\partial t_{eI}}-I^*\frac{\partial f_3}{\partial t_{eI}}-R^*\frac{\partial f_4}{\partial t_{eI}}$$

$$=\frac{k\nu_I(\lambda_{aI}-\lambda_{0I})(1-\gamma)}{\pi[1+\nu_I^2(t-t_{eI})^2]}SI(S^*-E^*)$$

$$\frac{\partial L}{\partial r_{d0}}=\frac{\partial J(r_{d0},S,E,I,R)}{\partial r_{d0}}-S^*\frac{\partial f_1}{\partial r_{d0}}-E^*\frac{\partial f_2}{\partial r_{d0}}-I^*\frac{\partial f_3}{\partial r_{d0}}-R^*\frac{\partial f_4}{\partial r_{d0}}$$

$$=\frac{1}{\pi}k\mu_d S(1-\mu_p r_p)[I(1-\lambda_I)+E(1-\lambda_E)](S^*-E^*)\{\frac{\pi}{2}-\arctan[\nu_d(t-t_d)]\}$$

$$\frac{\partial L}{\partial r_{da}}=\frac{\partial J(r_{da},S,E,I,R)}{\partial r_{da}}-S^*\frac{\partial f_1}{\partial r_{da}}-E^*\frac{\partial f_2}{\partial r_{da}}-I^*\frac{\partial f_3}{\partial r_{da}}-R^*\frac{\partial f_4}{\partial r_{da}}$$

$$=-\frac{1}{\pi}k\mu_d S(1-\mu_p r_p)[I(1-\lambda_I)+E(1-\lambda_E)](S^*-E^*)\{\frac{\pi}{2}+\arctan[\nu_d(t-t_d)]\}$$

$$\frac{\partial L}{\partial \mu_d}=\frac{\partial J(\mu_d,S,E,I,R)}{\partial \mu_d}-S^*\frac{\partial f_1}{\partial \mu_d}-E^*\frac{\partial f_2}{\partial \mu_d}-I^*\frac{\partial f_3}{\partial \mu_d}-R^*\frac{\partial f_4}{\partial \mu_d}$$

$$=kS(1-r_d-\mu_p r_d r_p)[I(1-\lambda_I)+E(1-\lambda_E)](S^*-E^*)$$

$$\frac{\partial L}{\partial \nu_d}=\frac{\partial J(\nu_d,S,E,I,R)}{\partial \nu_d}-S^*\frac{\partial f_1}{\partial \nu_d}-E^*\frac{\partial f_2}{\partial \nu_d}-I^*\frac{\partial f_3}{\partial \nu_d}-R^*\frac{\partial f_4}{\partial \nu_d}$$

$$=-\frac{k\mu_d(r_{da}-r_{d0})(t-t_d)}{\pi[1+\nu_d^2(t-t_d)^2]}S(1-\mu_p r_p)[I(1-\lambda_I)+E(1-\lambda_E)](S^*-E^*)$$

$$\frac{\partial L}{\partial t_d}=\frac{\partial J(t_d,S,E,I,R)}{\partial t_d}-S^*\frac{\partial f_1}{\partial t_d}-E^*\frac{\partial f_2}{\partial t_d}-I^*\frac{\partial f_3}{\partial t_d}-R^*\frac{\partial f_4}{\partial t_d}$$

$$\frac{\partial L}{\partial r_{p0}}=\frac{\partial J(r_{p0},S,E,I,R)}{\partial r_{p0}}-S^*\frac{\partial f_1}{\partial r_{p0}}-E^*\frac{\partial f_2}{\partial r_{p0}}-I^*\frac{\partial f_3}{\partial r_{p0}}-R^*\frac{\partial f_4}{\partial r_{p0}}$$

$$=\frac{1}{\pi}k\mu_p S(1-\mu_d r_d)[I(1-\lambda_I)+E(1-\lambda_E)](S^*-E^*)\{\frac{\pi}{2}-\arctan[\nu_p(t-t_p)]\}$$

$$\frac{\partial L}{\partial r_{pa}}=\frac{\partial J(r_{pa},S,E,I,R)}{\partial r_{pa}}-S^*\frac{\partial f_1}{\partial r_{pa}}-E^*\frac{\partial f_2}{\partial r_{pa}}-I^*\frac{\partial f_3}{\partial r_{pa}}-R^*\frac{\partial f_4}{\partial r_{pa}}$$

$$=-\frac{1}{\pi}k\mu_p S(1-\mu_d r_d)[I(1-\lambda_I)+E(1-\lambda_E)](S^*-E^*)\{\frac{\pi}{2}+\arctan[\nu_p(t-t_p)]\}$$

$$\frac{\partial L}{\partial \mu_p}=\frac{\partial J(\mu_p,S,E,I,R)}{\partial \mu_p}-S^*\frac{\partial f_1}{\partial \mu_p}-E^*\frac{\partial f_2}{\partial \mu_p}-I^*\frac{\partial f_3}{\partial \mu_p}-R^*\frac{\partial f_4}{\partial \mu_p}$$

$$=kS(1-r_p-\mu_d r_d r_p)[I(1-\lambda_I)+E(1-\lambda_E)](S^*-E^*)$$

$$\frac{\partial L}{\partial \nu_p}=\frac{\partial J(\nu_p,S,E,I,R)}{\partial \nu_p}-S^*\frac{\partial f_1}{\partial \nu_p}-E^*\frac{\partial f_2}{\partial \nu_p}-I^*\frac{\partial f_3}{\partial \nu_p}-R^*\frac{\partial f_4}{\partial \nu_p}$$

$$=-\frac{k\mu_p(r_{pa}-r_{p0})(t-t_p)}{\pi[1+\nu_p^2(t-t_p)^2]}S(1-\mu_d r_d)[I(1-\lambda_I)+E(1-\lambda_E)](S^*-E^*)$$

$$\frac{\partial L}{\partial t_p}=\frac{\partial J(t_p,S,E,I,R)}{\partial t_p}-S^*\frac{\partial f_1}{\partial t_p}-E^*\frac{\partial f_2}{\partial t_p}-I^*\frac{\partial f_3}{\partial t_p}-R^*\frac{\partial f_4}{\partial t_p}$$

$$= \frac{k\mu_p \nu_p (r_{pa} - r_{p0})}{\pi[1 + \nu_p^2 (t - t_p)^2]} S(1 - \mu_d r_d)[I(1 - \lambda_I) + E(1 - \lambda_E)](S^* - E^*) \tag{4.95}$$

上述优化问题求解算法流程如下：

(1) 求解状态方程(4.43)；

(2) 求解伴随方程(4.93)；

(3) 利用公式(4.95)计算目标函数的导数，并将之排列得到梯度向量 $\vec{g}$；

(4) 利用梯度调整模型参数，使目标函数的值下降；

(5) 检验 $\|\vec{g}\| \leqslant \varepsilon$ 是否成立？其中 ε 为预设的正数，用于判断反演过程的收敛性。如果满足，则停止计算；否则返回式(4.43)。

4.5.2　SEIRS-SI 模型参数反演方法

首先，建立目标函数

$$J = \frac{1}{2}\int_{t_1}^{t_2} \upsilon[I(t) - I_0(t)]^2 \mathrm{d}t \tag{4.96}$$

式中，(t_1, t_2)为疫情发展的时段；υ 为权重因子；$I(t)$ 为预测发病者比例；$I_0(t)$ 为统计发病者比例，显然最佳参数反演满足如下关系

$$\begin{aligned}
&\min J = \frac{1}{2}\int_{t_1}^{t_2} \upsilon[I(t) - I_0(t)]^2 \mathrm{d}t \\
&\text{s.t.}\quad \frac{\mathrm{d}S}{\mathrm{d}t} = f_S(\Psi, S, E, I) = -\kappa_E SE - \kappa_I SI + R / D_R \\
&\qquad\ \ \frac{\mathrm{d}E}{\mathrm{d}t} = f_E(\Psi, S, E, I) = \kappa_E SE + \kappa_I SI - E / D_E \\
&\qquad\ \ \frac{\mathrm{d}I}{\mathrm{d}t} = f_I(E, I) = E / D_E - I / D_I \\
&\qquad\ \ \frac{\mathrm{d}R}{\mathrm{d}t} = f_R(I, R) = I / D_I - R / D_R
\end{aligned} \tag{4.97}$$

该问题是在状态方程约束条件下的寻求最佳模型参数。为了能够高效率的求解，可通过计算目标函数 J 关于模型参数的梯度(导数排列得到的向量)，利用梯度信息快速迭代寻找最佳解。

为计算导数，建立 Lagrange 函数

$$\begin{aligned}
L(S, S^*, E, E^*, I, I^*, R, R^*, \dots) = J(I) &+ \int_{t_1}^{t_2} S^* \left(\frac{\mathrm{d}S}{\mathrm{d}t} + \kappa_E SE + \kappa_I SI - R / D_R\right)\mathrm{d}t \\
&+ \int_{t_1}^{t_2} E^* \left(\frac{\mathrm{d}E}{\mathrm{d}t} - \kappa_E SE - \kappa_I SI + E / D_E\right)\mathrm{d}t
\end{aligned}$$

$$+\int_{t_1}^{t_2} I^*(\frac{dI}{dt}-\frac{E}{D_E}+\frac{I}{D_I})dt$$

$$+\int_{t_1}^{t_2} R^*(\frac{dR}{dt}-\frac{I}{D_I}+\frac{R}{D_R})dt \tag{4.98}$$

式中，S^*、E^*、I^*、R^* 分别为 S、E、I、R 的伴随变量；(t_1,t_2) 为疫情发展的时段。

这里把 S^*、E^*、I^*、R^* ,S、E、I、R 看作独立的变量，如果 S、E、I、R 是目标函数 J 的局部极小，而 S^*、E^*、I^*、R^* 是相应的伴随变量的必要条件是（S^*、E^*、I^*、R^*，S、E、I、R）为 L 的一个鞍点，从而

由 $\frac{\partial L}{\partial S}=0$，$\frac{\partial L}{\partial E}=0$，$\frac{\partial L}{\partial I}=0$，$\frac{\partial L}{\partial R}=0$，导出伴随变量满足的方程

$$\frac{dS^*}{dt}=(\kappa_E E+\kappa_I I)(S^*-E^*)$$

$$\frac{dE^*}{dt}=\kappa_E S(S^*-E^*)+\frac{1}{D_E}(E^*-I^*)$$

$$\frac{dI^*}{dt}=\kappa_I S(S^*-E^*)+\frac{1}{D_I}(I^*-R^*)+\upsilon(I-I_0)$$

$$\frac{dR^*}{dt}=\frac{1}{D_R}(R^*-S^*) \tag{4.99}$$

当状态方程(4.49)和伴随方程(4.99)都满足时，目标函数关于模型参数的导数等于 Lagrange 函数关于模型参数的导数

$$\frac{\partial L}{\partial \Psi}=\frac{\partial J(\Psi,S,E,I,R)}{\partial \Psi}-S^*\frac{\partial f_S}{\partial \Psi}-E^*\frac{\partial f_E}{\partial \Psi}-I^*\frac{\partial f_I}{\partial \Psi}-R^*\frac{\partial f_R}{\partial \Psi} \tag{4.100}$$

其中，$\Psi=[D_E,D_I,D_R,\kappa_{E0},\chi_E,\tau_E,\sigma_E,\kappa_{I0},\chi_I,\tau_I,\sigma_I]$，具体推导如下：

$$\frac{\partial L}{\partial D_E}=\frac{E}{D_E^2}(I^*-E^*)$$

$$\frac{\partial L}{\partial D_I}=\frac{I}{D_I^2}(R^*-I^*)$$

$$\frac{\partial L}{\partial D_R}=\frac{R}{D_R^2}(S^*-R^*)$$

$$\frac{\partial L}{\partial \kappa_{E0}}=SE(S^*-E^*)$$

$$\frac{\partial L}{\partial \chi_E}=\frac{1}{\sqrt{2\pi}\sigma_E}SE(S^*-E^*)e^{-\frac{(t-\tau_E)^2}{2\sigma_E^2}}$$

$$\frac{\partial L}{\partial \sigma_E} = \frac{\chi_E}{\sqrt{2\pi}\sigma_E^2} SE(S^* - E^*)[\frac{(t-\tau_E)^2}{\sigma_E^2} - 1]\mathrm{e}^{-\frac{(t-\tau_E)^2}{2\sigma_E^2}}$$

$$\frac{\partial L}{\partial \tau_E} = \frac{\chi_E(t-\tau_E)}{\sqrt{2\pi}\sigma_E^3} SE(S^* - E^*)\mathrm{e}^{-\frac{(t-\tau_E)^2}{2\sigma_E^2}}$$

$$\frac{\partial L}{\partial \kappa_{I0}} = SI(S^* - E^*)$$

$$\frac{\partial L}{\partial \chi_I} = \frac{1}{\sqrt{2\pi}\sigma_I} SI(S^* - E^*)\mathrm{e}^{-\frac{(t-\tau_I)^2}{2\sigma_I^2}}$$

$$\frac{\partial L}{\partial \sigma_I} = \frac{\chi_I}{\sqrt{2\pi}\sigma_I^2} SI(S^* - E^*)[\frac{(t-\tau_I)^2}{\sigma_I^2} - 1]\mathrm{e}^{-\frac{(t-\tau_I)^2}{2\sigma_I^2}}$$

$$\frac{\partial L}{\partial \tau_I} = \frac{\chi_I(t-\tau_I)}{\sqrt{2\pi}\sigma_I^3} SI(S^* - E^*)\mathrm{e}^{-\frac{(t-\tau_I)^2}{2\sigma_I^2}} \tag{4.101}$$

上述优化问题求解算法流程如下：

(1) 求解状态方程(4.49)；

(2) 求解伴随方程(4.99)；

(3) 利用式(4.101)计算目标函数的导数，并将之排列得到梯度向量 $\vec{g}$；

(4) 利用梯度调整模型参数，使目标函数的值下降；

(5) 检验 $\|\vec{g}\| \leqslant \varepsilon$ 是否成立？其中，ε 为预设的正数，用于判断反演过程的收敛性。如果满足，则停止计算；否则返回求解伴随方程(4.99)。

4.6　传染病疫情预测实例

建立数学模型的目的是想利用它来有效地分析和解决实际问题，而数据资料是联系数学模型与实际问题的桥梁，是验证模型最根本的方法。这里所说的数据资料指的是人们从实际问题中所收集到的实际观测(统计)值。然而由于实际问题的复杂性，使得我们所得到的数据资料有可能是不精确的或者不完善的。但是由于它直接来自于现实世界，带有大量与实际问题相关的信息，所以，数据资料是组建数学模型的依据和检验数学模型的标准。在建模过程中，数据资料对数学模型的组建有着重要的作用，特别是在建模初期，当我们开始构建问题的模型时，数据资料能帮助我们对所要构建的模型给予提示，同时数据资料还可以帮助我们对模型的参数给出估计，使得所建的模型更加符合实际问题。

4.6.1 SARS 疫情模拟预测

根据 2003 年 3 月 20 日至 7 月 17 日期间北京市的 SARS 疫情统计数据，对北京疫情的发展过程进行概略性介绍和分析。北京 SARS 病例不是原发性病例，而是输入性病例，也即外地的患者到北京来求医，结果在北京诊断为 SARS 病例。由于疾病刚开始时没有得到明确的诊断，没有实行隔离治疗，从而导致疫情在北京迅速蔓延。疫情初期整个社会都没有对该传染病加以重视，故导致 SARS 疫情初始阶段发展比较快。截至 2003 年 3 月 20 日，北京市卫生部门先后接收在山西、香港转院来京治疗的 SARS 患者共 8 人。截至 3 月 31 日，北京共发生输入性病例 12 人，病例出现后北京市卫生系统制定了应对 SARS 的预案，在全市医疗机构中开通了 SARS 流行病学调查和转诊的绿色通道，实施疫情报告制度。4 月 2 日，国务院总理温家宝主持召开常务会议，研究 SARS 预防工作，要求各部门要密切协作，进一步加强监测，全面掌握疫情动态，千方百计控制疫情扩散，切实维护人民群众的健康。4 月 8 日起，北京疾病控制中心开通了两部 SARS 热线咨询，全天二十四小时接听。4 月 10 日，北京在全市范围内组建了一支 2500 人的防治 SARS 的卫生防病队，对可疑患者和密切接触患者的人群进行流行病调查和检疫管理，对疫点进行消毒，开展卫生防病知识宣传等。截至 4 月 10 日，北京确诊 SARS 患者一共 22 人。从 4 月 11 日起，北京公交车全部“消毒上岗”，并且运营车辆都贴上预防 SARS 知识的宣传画，更好地向市民进行预防宣传，让大家来正确认识 SARS。虽然北京市采取了紧急的有效的措施，但因为输入性病例过多，以及 SARS 传染病潜伏期的存在，预防措施实施与措施生效之间必存在时差，再加上北京市在信息收集、检测预报、追踪调查方面存在较大疏漏，没有及时准确地上报疫情，未能有效地监控和切断传播渠道，使北京的疫情控制具有很大被动性，4 月下旬开始北京 SARS 病例持续增加，流行范围有扩大的趋势。截至 4 月 20 日下午，北京累计报告 SARS 病例 339 例，另有 402 例疑似病例。在这种紧急情况下，根据国务院进一步做好 SARS 防治工作的部署，取消“五一黄金周”长假，北京市市政府为医疗系统投入 3 亿元，购买药皂、消毒水等以满足市民的需要，同时加大电台、电视台、报纸等媒体对 SARS 的宣传力度，使北京市民防范 SARS 的意识逐渐增强。但自 4 月 21 日开始北京市还是进入 SARS 高峰期。从所统计的数据可以看出，北京市 SARS 的疫情从 4 月 21 日开始达到比较高的水平，每天新确诊的患者数都在 100 人左右，4 月 29 日确诊 152 人，达最高峰。从 5 月 9 日开始，疫情呈现明显的回落，每天新确诊的患者数都在 54 人以下，而且从 5 月 26 日以后，每天新确诊的患者数保持在个位数，从 6 月 12 日以后，每天新确诊的患者数为零，从而可以得出，自 5 月 9 日以后，疫情处于衰退期。上述发展过程表明，从 4 月中下旬开始所采取的预防措施，其效果直到 5 月 9 日才表现出来，表现出明显的时滞现象。其效果表现在以下两个方面：一是医护人员新发病例，无论绝对数还是比例都有很大的下降；二是传染源得到较好的控制，表现在每天新确诊的病例中来自疑似病例的比例在上升，来自普通人群的比例在下降。从 5 月 26 日起每天确诊的患者人数均为个位数，而且在 6 月 2 日北京新确诊的患者人数首次为零，自 6 月 11 日后北京新确诊 SARS 患者数均为零。

通过上述分析，我们可以把北京整个 SARS 疫情的发展过程分为以下三个时期：第一时期，疫情的初始发展期(3 月 20 日至 4 月 20 日，共计 32 天)，其特征是疫情处于潜在发展阶段，每日新确诊的人数很少；第二时期，疫情的高发平台期(4 月 21 日至 5 月 8 日，共计 18 天)，其特征是每日新确诊的人数在 100 人左右，有小的起伏波动；第三时期，疫情的衰退期(5 月 9 日至 7 月 14 日，共计 67 天)，其特征表现在每日新确诊的患者数从约 50 人逐渐下降至 0，中间有小的波动。

疫情的扩散主要是由于处于传染期的患者对健康个体的传染造成的，故降低健康个体被传染的可能性是控制疫情进一步扩散的最主要因素。根据上述分析，由于从 4 月中下旬开始北京市政府采取了各种预防 SARS 的措施，新闻媒体加强了对 SARS 疫情的宣传力度，使人们提高了对 SARS 传染病的预防，这样就增强了个体的自我保护意识，客观上减少了健康个体被传染的可能性。但是政府命令从颁布到落实、生效，要经过一个滞后期，再加上 SARS 传染病具有潜伏期，所以我们可以认为：在 4 月 20 日至 4 月 25 日之间的某一天之前，健康个体被传染的可能性稍高些，而在该日之后，健康个体被传染的可能性相对减小。而对于医务人员来说，由于对每个 SARS 患者来说，其传播 SARS 病毒的时序总是先在医院外，后在医院内，所以措施生效的滞后期会更长，在 4 月 25 日至 4 月 30 日之间的某一天之前，医务人员被传染的可能性稍高些，而在该日之后，医务人员被传染的可能性减小。上述两个待定的日期将通过数拟值和实际统计值之间的比较确定出来(刘双，2004)。

根据 2003 年北京市 SARS 疫情的实际统计数据(刘双等，2006)，2003 年 3 月 20 日，北京市 SARS 发病者 8 人，潜伏期患者 8 人，3 月 30 日之前疫情几乎完全处于自然发展状态，SARS 潜伏期概率分布函数满足 Gamma 分布

$$F(y)=\frac{\Gamma(y/3.75;144)}{\Gamma(1.44)} \tag{4.102}$$

SARS 发病期概率分布满足正态分布

$$F(x)=0.0381\int_{-\infty}^{x}\mathrm{e}^{-\frac{(t-28.97)^2}{219.242}}\mathrm{d}t \tag{4.103}$$

对潜伏期和发病期患者隔离函数 $\lambda_E(t)$、$\lambda_I(t)$ 进行反演，分别为

$$\lambda_E(t)=\frac{0.764}{\pi}\{\frac{\pi}{2}+\arctan[0.880(t-43.5)]+0.138 \quad (4.104)$$

$$\lambda_I(t)=\frac{0.232}{\pi}\{\frac{\pi}{2}+\arctan[0.873(t-37.0)]+0.765 \quad (4.105)$$

采取防护和洗消措施后感染率下降的比例 $\gamma(t)$ 为

$$\gamma(t)=0.879r_d(t)+0.465r_p(t)-0.409r_d(t)r_p(t) \quad (4.106)$$

$$r_d(t)=\frac{0.695}{\pi}\{\frac{\pi}{2}+\arctan[0.899(t-27.1)]+0.104 \quad (4.107)$$

$$r_p(t)=\frac{0.188}{\pi}\{\frac{\pi}{2}+\arctan[0.747(t-32.4)]+0.289 \quad (4.108)$$

季节影响函数 $\kappa(t)$ 为

$$\kappa(t)=0.4959[1+0.35\cos\frac{2\pi(90+t)}{365}] \quad (4.109)$$

应用 SEIR-CV 模型对北京市 SARS 进行疫情模拟，结果如图 4-10 所示。

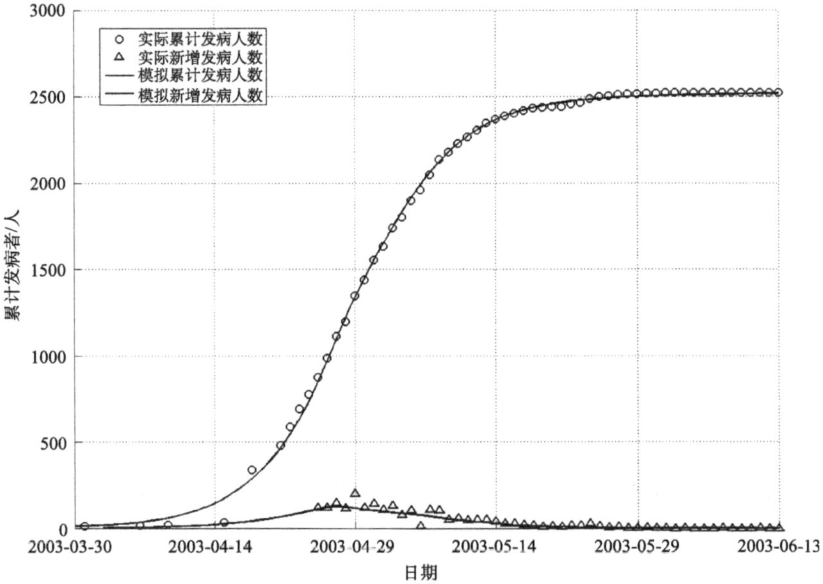

图 4-10　SEIR-CV 模型模拟北京地区 2003 年 SARS 疫情

图 4-11 是 SEIR-CV 模型和英国皇家学会文献（Abba et al., 2004）关于北京市 SARS 疫情模拟结果的对比，皇家学会文献的平均相对误差为 5.5、相关系数 0.8115，本方法的平均相对误差为 0.01、相关系数 0.9997，显然 SEIR-CV 模型模拟效果明显优于英国皇家学会文献发表的专染病模型。

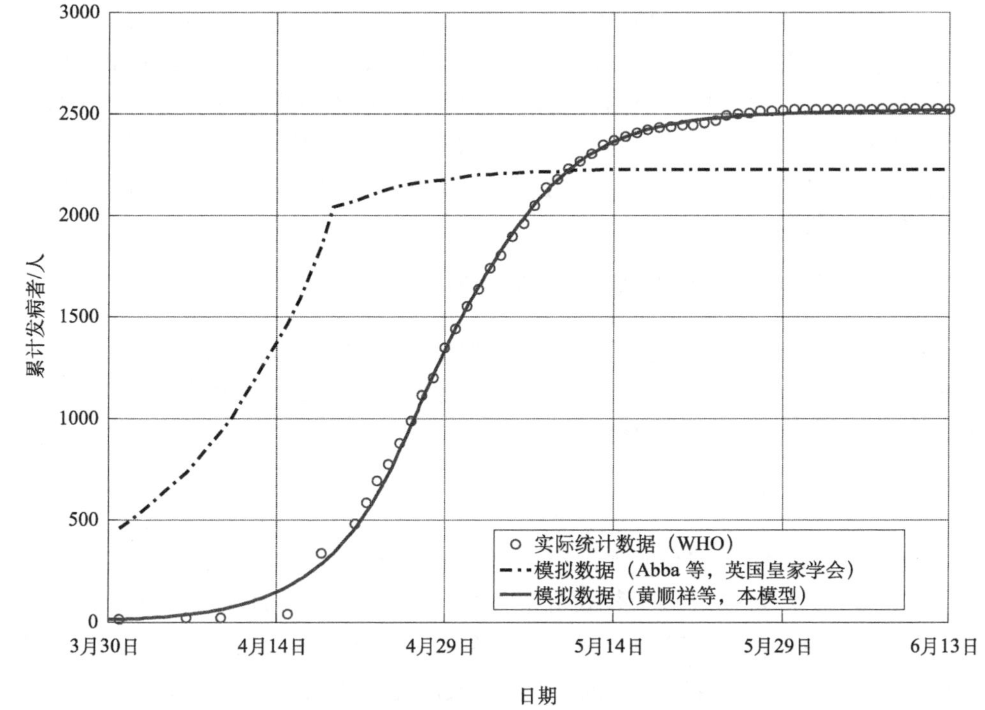

图 4-11　模拟北京地区 2003 年 SARS 疫情对比结果

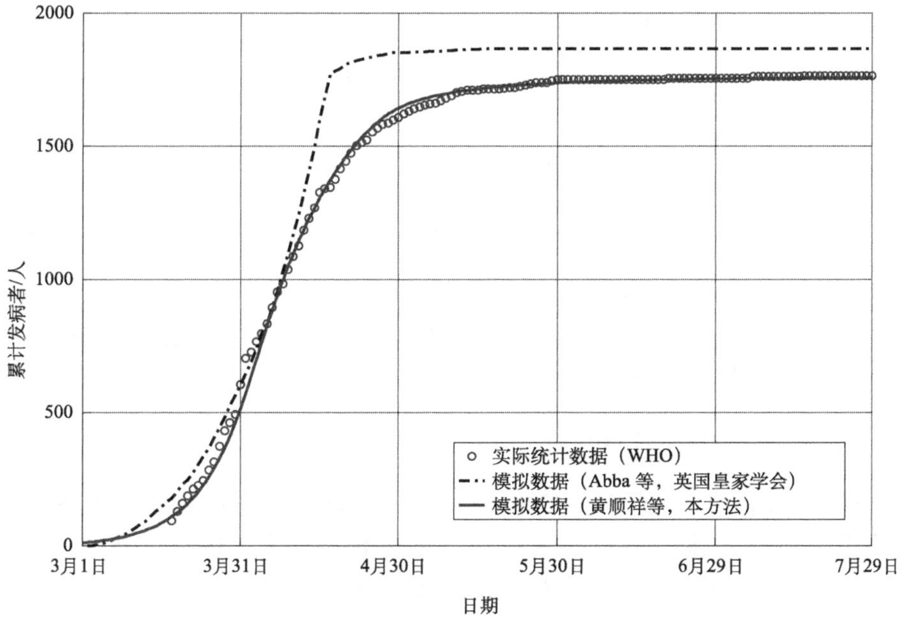

图 4-12　模拟香港地区 2003 年 SARS 疫情对比结果

为了验证 SEIR-CV 模型的普适性，我们对 2003 年香港地区 SARS 疫情也进行了对比模拟，图 4-12 是 SEIR-CV 模型和英国皇家学会文献(Abba et al., 2004)关于香港 SARS 疫情模拟结果的对比，皇家学会文献的平均相对误差为 0.162、相关系数 0.9937，本方法的平均相对误差为 0.018、相关系数 0.9995，虽然皇家学会文献对香港地区的模拟效果相对于北京地区要好得多，但与 SEIR-CV 模型的模拟效果仍然有明显的差距。

4.6.2 甲型 H1N1 流感疫情模拟预测

应用 SEIR-CV 模型及其参数化方案，根据美国和日本两国的甲型 H1N1 流感公开统计数据进行了参数反演和疫情预测，并对全球平均的参数进行了反演，预测了甲型 H1N1 流感在全球的疫情发展态势。

1. 美国甲型 H1N1 流感疫情

根据世界卫生组织发布的美国甲型 H1N1 流感统计数据，通过参数反演，基本传染率 $k_0 = 0.56$、季节影响参数 $k_1 = 0.30$。美国对甲型 H1N1 流感疫情的控制可分为两个阶段：第一个阶段为对发病者和潜伏者从开始的认识不足，疫情自然发展；第二个阶段为对疫情开始控制，疫情发展趋势逐渐减弱。之后因甲型 H1N1 流感疫苗成功研制和避免严格的控制措施对正在复苏的经济造成负面影响等因素，对潜伏期人员的控制措施有所减弱。根据参数反演，美国甲型 H1N1 流感的控制函数为式(4.110)和式(4.111)

$$\lambda_1(t) = \frac{0.92}{\pi}\{\frac{\pi}{2} + \arctan[0.30(t-13)]\} \tag{4.110}$$

$$\lambda_2(t) = \begin{cases} \frac{0.56}{\pi}\{\frac{\pi}{2} + \arctan[0.30(t-20)]\} & t \leqslant 50 \\ -\frac{0.2112}{\pi}\{\frac{\pi}{2} + \arctan[0.50(t-55)]\} + 0.5112 & t > 50 \end{cases} \tag{4.111}$$

其预测结果如图 4-13 所示。由于美国对甲型 H1N1 流感的冷处理，疫情统计的数据较少，而且统计结果往往遗漏很多，所以导致部分统计值偏离预测值较多，但预测结果很好地反映了整体发展趋势。

2. 日本甲型 H1N1 流感疫情

同样，根据世界卫生组织发布的日本甲型 H1N1 流感统计数据，应用 SEIR-CV 模型及其参数化方案，通过参数反演，基本传染率 $k_0 = 0.60$、季节影响参数 $k_1 = 0.30$。在甲型 H1N1 流感开始发展阶段，日本没有引起足够的重视，导致了 5 月 18 日前后疫情迅速发展，此时日本采取了较为严格的措施，疫情发展态势很快得到控制。但由于在后期对潜伏期人员的控制措施减弱，疫情发展态势再次反弹。根据参数反演，日本甲型 H1N1 流感的控制函数为式(4.112)和式(4.113)

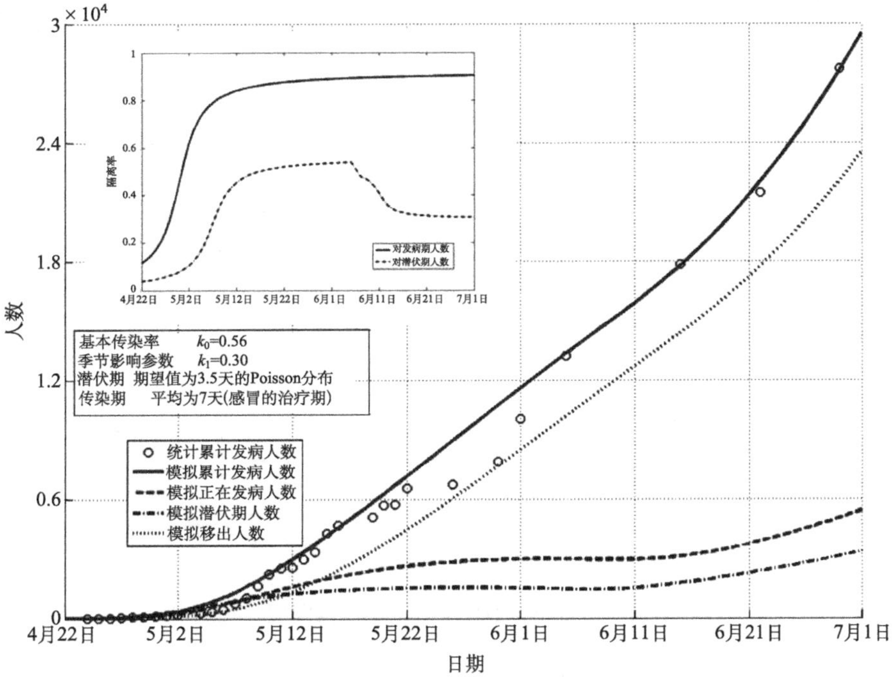

图 4-13　美国甲型 H1N1 流感病疫情发展与预测

$$\lambda_1(t)=\frac{0.99}{\pi}\{\frac{\pi}{2}+\arctan[0.90(t-10)]\} \tag{4.112}$$

$$\lambda_2(t)=\begin{cases}\dfrac{0.95}{\pi}\{\dfrac{\pi}{2}+\arctan[0.90(t-12)]\} & t\leqslant 22\\ -\dfrac{0.8265}{\pi}\{\dfrac{\pi}{2}+\arctan[0.50(t-25)]\}+0.9165 & t>22\end{cases} \tag{4.113}$$

其预测结果如图 4-14 所示。日本在甲型 H1N1 流感开始发展阶段，对疫情的统计不到位，数据可靠性较差，导致了开始阶段预测值与统计值有较大的偏差，但预测值与统计值的基本发展趋势有很好的一致性。

3. 全球甲型 H1N1 流感疫情预测

根据世界卫生组织发布的全球甲型 H1N1 流感统计数据，将疫情发展进行全球平均，通过参数反演，基本传染率 $k_0=0.5$、季节影响参数 $k_1=0.30$，其控制函数为式(4.114)和式(4.115)

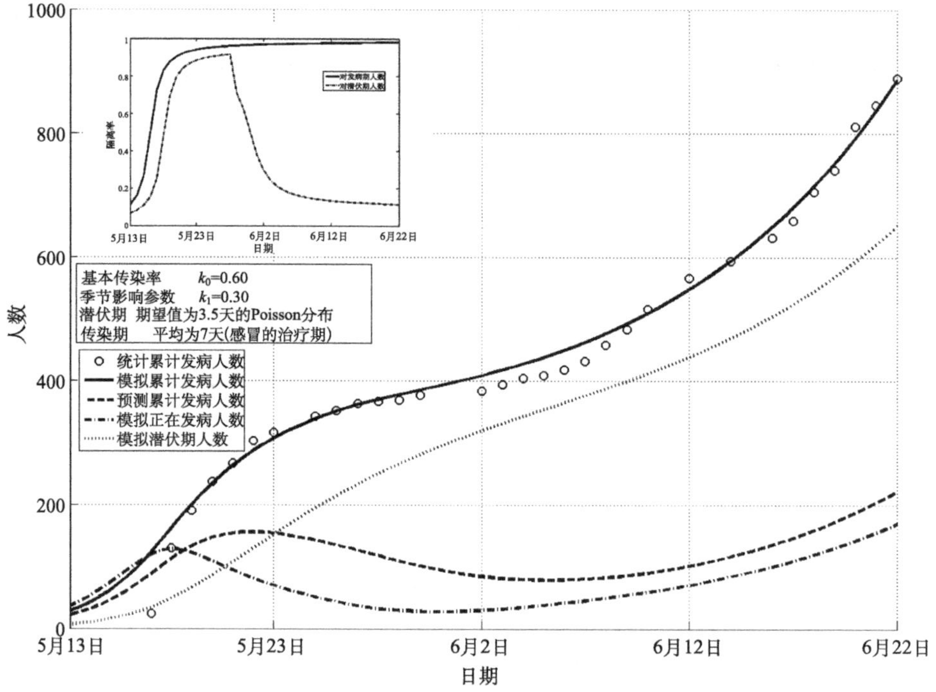

图 4-14 日本甲型 H1N1 流感病疫情发展与预测

$$\lambda_1^{*}(t)=\frac{0.9}{\pi}\{\frac{\pi}{2}+\arctan[0.5(t-10)]\} \tag{4.114}$$

$$\lambda_2(t)=\frac{0.27}{\pi}\{\frac{\pi}{2}+\arctan[0.3(t-19)]\} \tag{4.115}$$

预测值与实际统计值如图 4-15 所示，如果全球按 56 亿人口计算，且控制强度不变，累计感染人数的最高峰将达到约 44.4 亿人，约占总人口的 80%，高峰期到达时间约为 2009 年 11 月 18 日，疫情发展态势如图 4-15 所示。

如果在 7 月 12 日之后，加强对潜伏期人员的控制措施，其控制函数为式(4.116)

$$\lambda_2(t)=\begin{cases}\dfrac{0.27}{\pi}\{\dfrac{\pi}{2}+\arctan[0.3(t-19)]\} & t<90\\ \dfrac{0.33}{\pi}\{\dfrac{\pi}{2}+\arctan[0.5(t-100)]\}+0.27 & t\geqslant 90\end{cases} \tag{4.116}$$

随着季节的变化，疫情发展将出现多个高峰期，第一个高峰期出现在 2010 年 4 月(第 361 天)，发病者的峰值约为 2.6 千万人(25 671 203 人)；第二个高峰期出现在 2012 年 4 月(第 715 天)，发病者峰值约为 2.1 千万人(21 300 555 人)，疫情发展态势如图 4-16 所示。

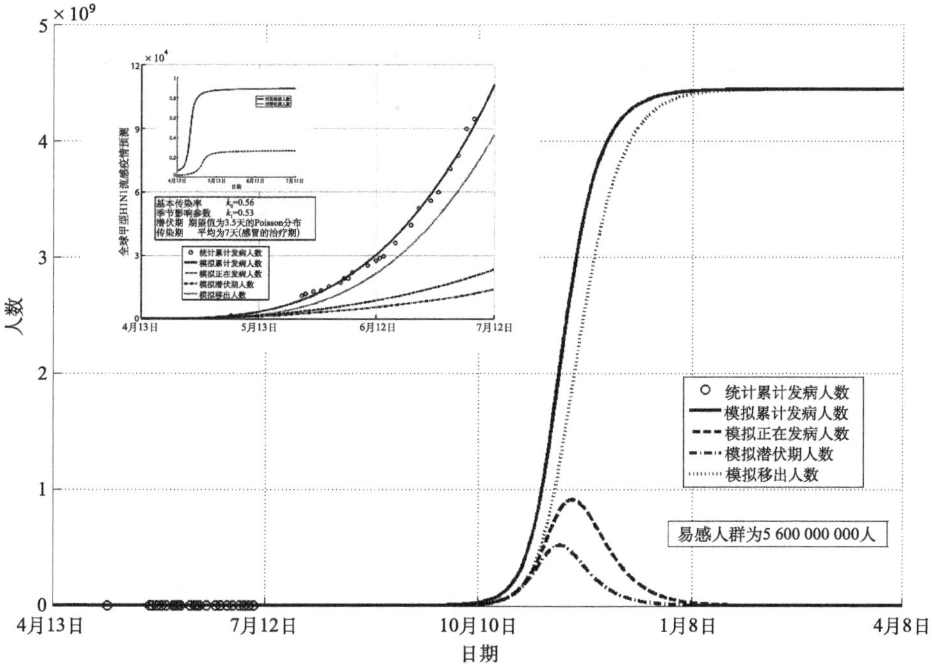

图 4-15　全球甲型 H1N1 流感病疫情发展与预测(当时的控制强度)

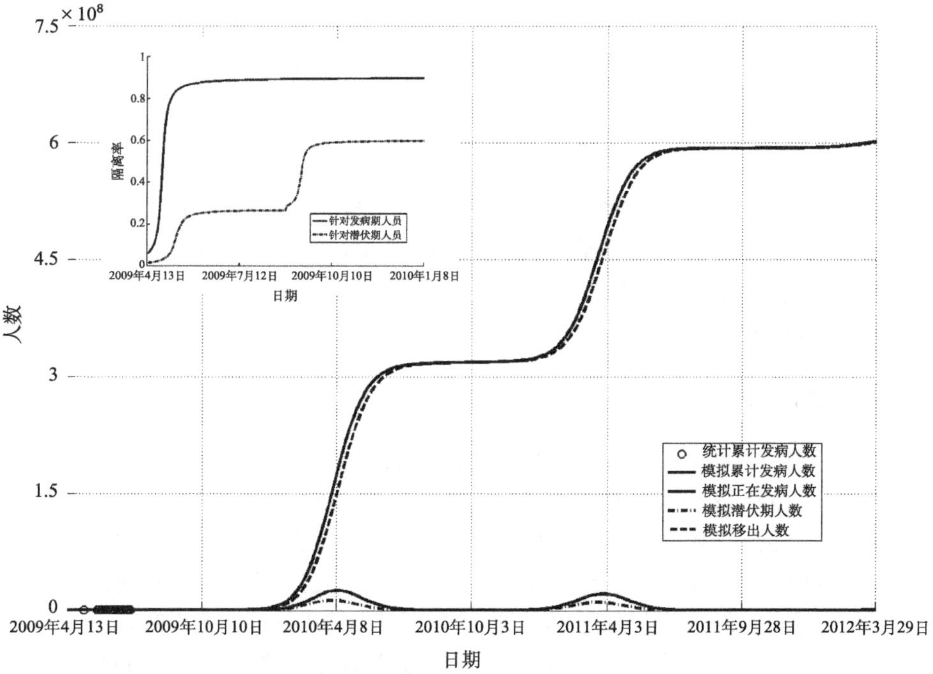

图 4-16　全球甲型 H1N1 流感病疫情发展与预测(对潜伏期人员采取更强的控制措施)

如果大部分人员注射甲型 H1N1 流感疫苗，易感人群降到 1 亿人口，不改变当前控制强度，高峰期将在 2009 年 10 月中旬达到(186 天)，发病者峰值约为 1.2 千万人，累计感染人数将达到为 7.4 千万人，具体发展态势如图 4-17 所示。

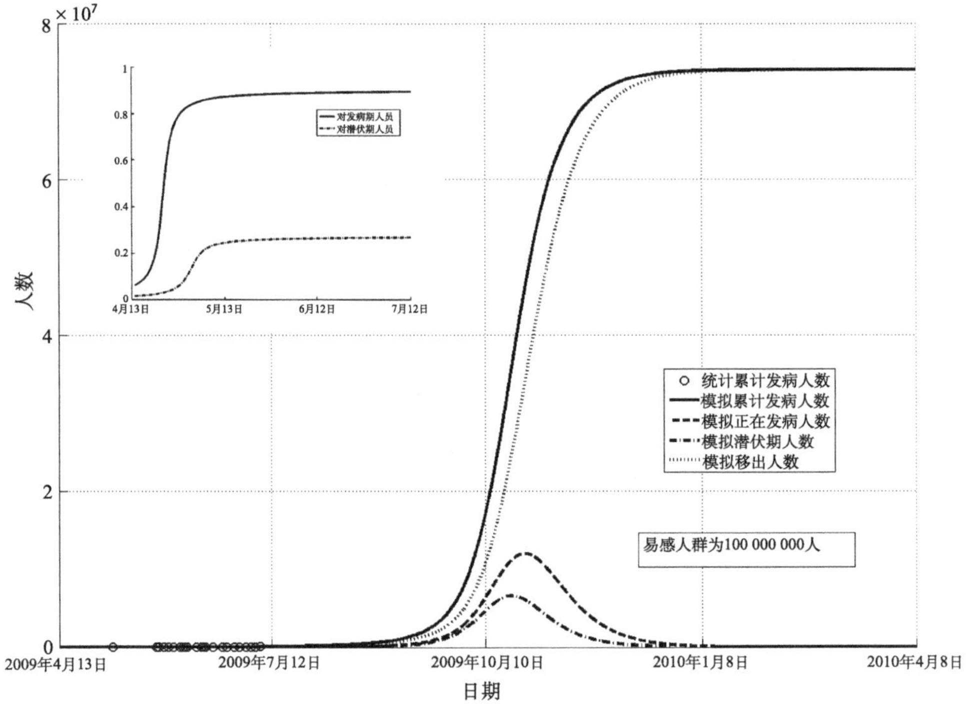

图 4-17　全球甲型 H1N1 流感病疫情发展与预测

如果大部分人员注射甲型 H1N1 流感疫苗，易感人群降到 1 亿人口，全球对潜伏期人员采取更强的控制措施，高峰期将在 2010 年 2 月末达到（319 天），发病者峰值约为 3.3 百万人，累计感染人数将达到为 3.4 千万人，且不出现第二个高峰期，具体发展态势如图 4-18 所示。

4. 甲型 H1N1 流感疫情控制效果模拟

如果某地区 7 月 15 日出现了 1 名病例，假设该地区的基本传染率为 0.6，不同控制强度与疫情发展态势如图 4-19 所示。如果不对亲密接触者采取隔离措施，开始对病人的隔离措施也不及时，即使隔离率为 0.95，当隔离生效时间为 10 天时，1 个月之后(即 8 月 14 日)累计发病者将达到 1200 人，疫情迅猛发展；其他条件不变，如果对病人的隔离措施较为及时，当隔离生效时间为 2 天时，1 个月之后累计发病者为 210 人，疫情同样快速发展。如果对发病者和发病者的亲密接触者同时采取隔离措施，对发病人员的隔离率为 0.95，对潜伏人员的隔离率为 0.6，当隔离生效时间为 10 天时，1 个月之后累计发病者将为 100 人，疫情基本呈线性发展；其他条件不变，当隔离生效时间为 2 天时，1 个月之后累计发病者将降到 6 人，疫情将基本被控制。图 4-19 表明，疫情能被控制的必要条件是对发病者及其亲密接触者同时隔离控制，且隔离生效时间越快，越有利于疫情的控制。

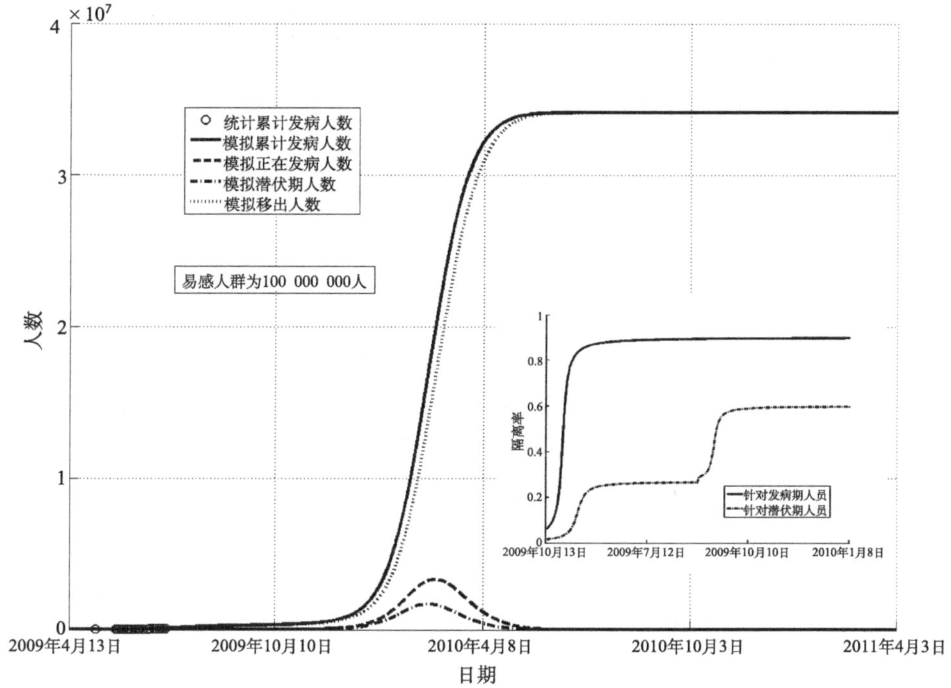

图 4-18　全球甲型 H1N1 流感病疫情发展与预测

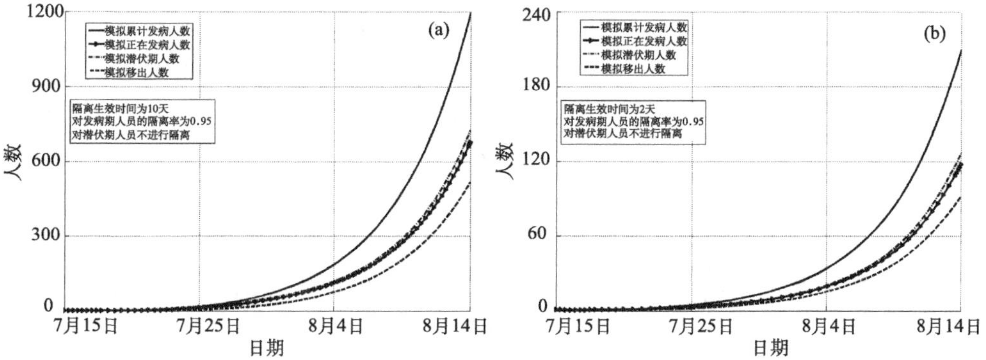

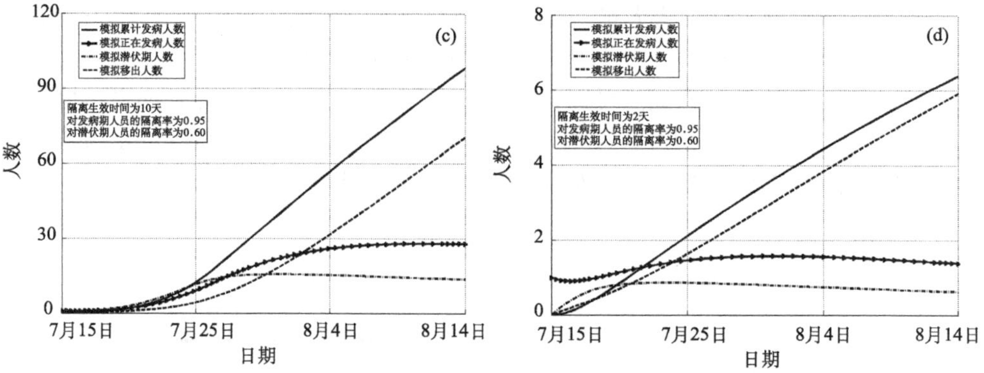

图 4-19　甲型 H1N1 流感不同控制措施与疫情发展态势

5. 预测值与统计值的对比

根据国务院应急管理办公室的要求，笔者组织的专项研究组，对甲型 H1N1 流感的疫情预测与控制进行了研究，根据世界卫生组织和卫生部已公布的统计数据，对美国和墨西哥的甲型 H1N1 流感疫情预测与控制模型的参数进行了反演，再根据反演的参数和当时所采取的防控等级对美国和墨西哥 5 月 16 日~22 日的疫情进行了预测，预测结果分别如图 4-20 和图 4-21 所示。从统计数据的特

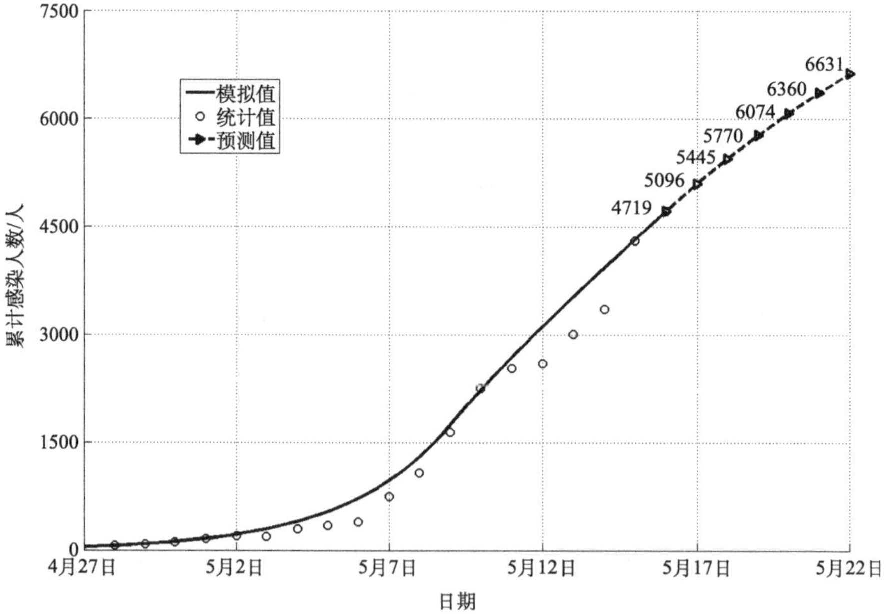

图 4-20　美国甲型 H1N1 流感疫情统计与预测

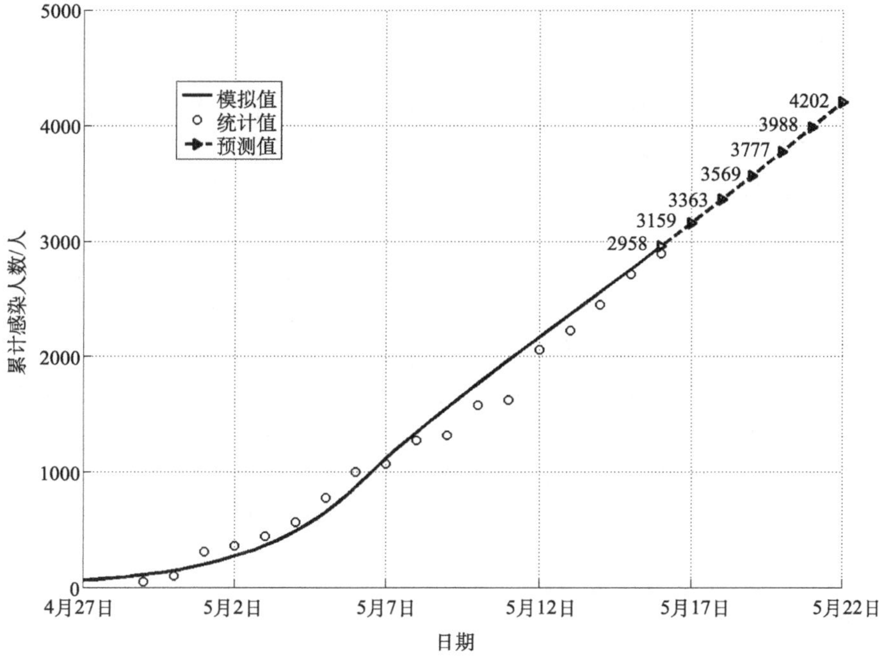

图 4-21　墨西哥甲型 H1N1 流感疫情统计与预测

征可以看出，不论是美国还是墨西哥，对甲型 H1N1 流感的统计数均存在遗漏统计，所以模拟值和统计值有一定的偏差，但从发展趋势看，统计值和模拟制基本一致。

国务院应急管理办公室对该结果试应用 1 周，根据实际感染人数的对比，预测数据比较准确，其中对美国和墨西哥 7 天后的预测值与实际值的相对误差分别为 1.2%和 0.7%，如表 4-1 所示。从对美国、墨西哥疫情预测的结果分析表明，本模型及参数化方案实践性较强，能对甲型 H1N1 流感疫情进行较好的预测。

表 4-1　甲型 H1N1 流感疫情预测值与统计值的对比及误差分析

预测时间		5-16	5-17	5-18	5-19	5-20	5-21	5-22
美国	统计值	4714	–1	—	5123	5710	5764	6552
	预测值	4719	5096	5445	5770	6074	6360	6631
	误差	0.1%	—	—	12.6%	5.9%	10.3%	1.2%
墨西哥	统计值	2895	2895	3103	3648	3817	4008	4174
	预测值	2958	3159	3363	3569	3777	3988	4202
	误差	2.2%	9.1%	8.4%	2.2%	1.0%	0.5%	0.7%

注：当日的统计数据没有更新。

6. 我国疫情发展与预测

我国在 5 月 11 日发现了第一例输入性病例，由于各个各家控制严格程度不同，导致部分国家和地区的甲型 H1N1 流感快速蔓延，中国大陆也被源源不断地被输入，截至 8 月 14 日，已有 2537 人确诊为甲型 H1N1 流感，具体统计数据如图 4-22 所示。

从图 4-22 可以看出，我国从 6 月中旬起，感染者数量呈快速上升趋势，到 7 月中旬，发展趋势有一定缓和，但从 8 月中旬开始发展趋势又有所加快。因为我国甲型 H1N1 流感病例主要是输入性的，在 6 月之后，由于很多国家和地区对甲型 H1N1 流感的防控措施有所减弱，导致疫情快速发展，进而使中国大陆的病例在 6 月中旬加速上升，但因气温对甲型 H1N1 流感病毒的影响，在 7 月病毒处于最不活跃期，所以导致 7 月中旬至 8 月中旬我国甲型 H1N1 流感的疫情发展又有所减弱；从 8 月开始，由于气温开始下降，甲型 H1N1 流感病毒开始变得更加活跃，又致使我国感染者再次加速上升。

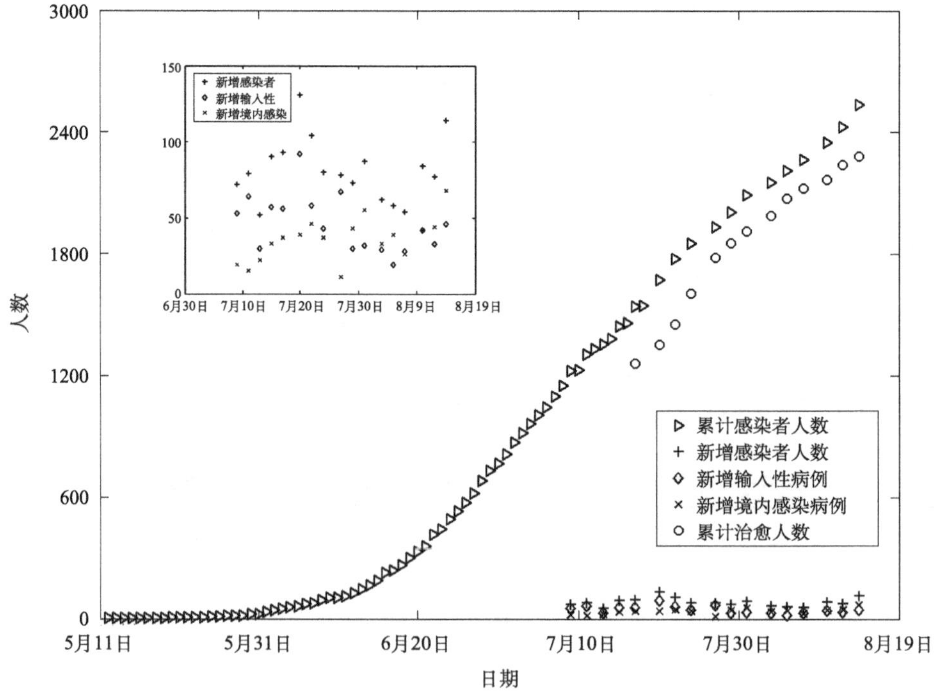

图 4-22　我国甲型 H1N1 流感疫情统计图

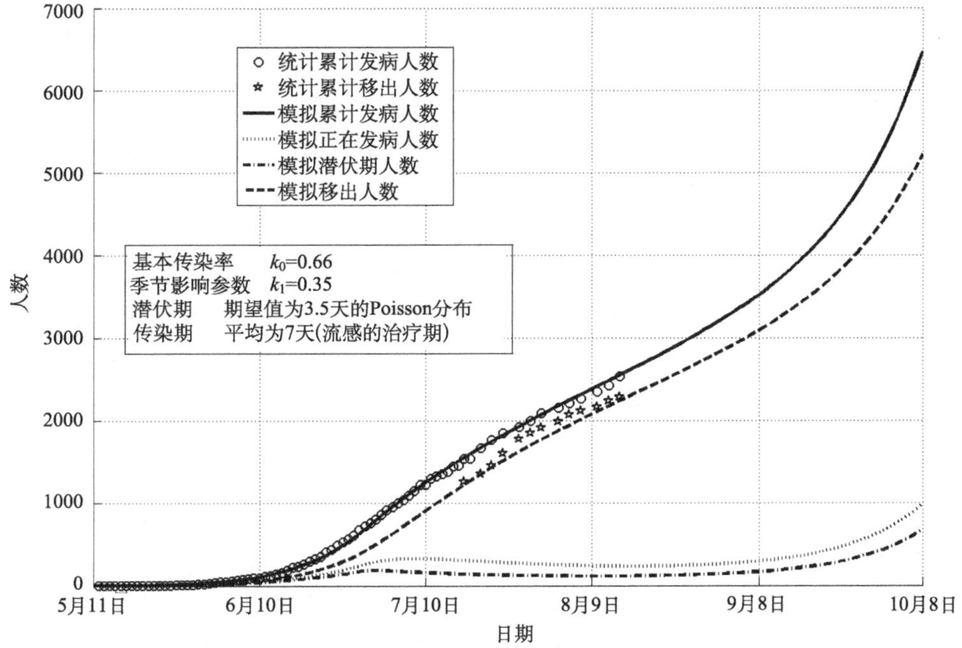

图 4-23 我国甲型 H1N1 流感疫情预测

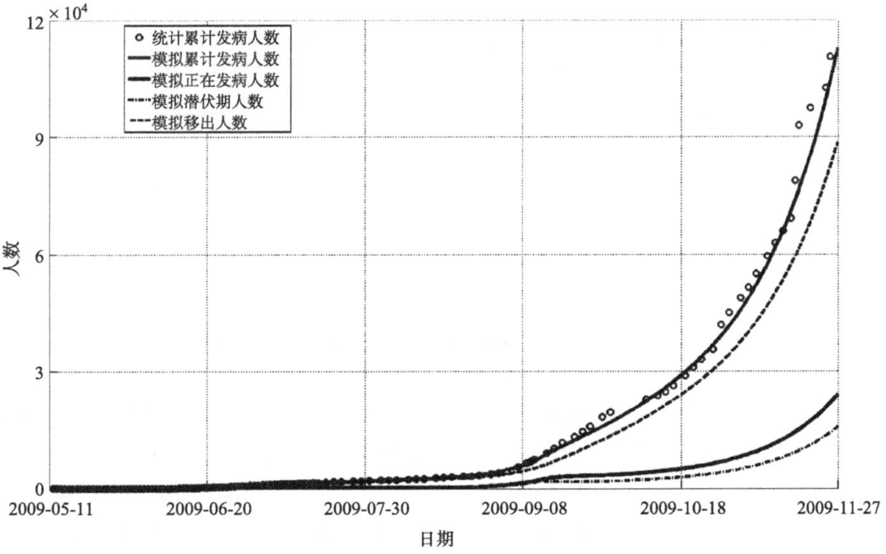

图 4-24 我国甲型 H1N1 流感疫情统计数据与预测数据的对比

将我国甲型 H1N1 流感疫情整体平均，并综合全球疫情发展的整体因素，根据卫生部公布的数据，甲型 H1N1 流感的潜伏期按期望值为 3.5 天的 Poisson 分布取值，感染期取平均值 7 天(按流感的治疗期取值)，应用专项研究组建立的非线性、变系数传染病模型，对我国疫情发展进行了参数反演，应用所反演的参数，假设当前对甲型 H1N1 流感的疫情控制等级不变，对我国未来 3 个月的疫情发展进行了预测。从预测结果可以看出，在世界各国不采取更严格的控制措施背景下，我国甲型 H1N1 流感疫情将在 9 月中旬再次快速上升，到 10 月上旬将有 6000 多人累计感染甲型 H1N1 流感，并且上升趋势逐渐加快，如图 4-23 所示，这样将对我国甲型 H1N1 流感的防控工作带来更大的挑战。图 4-24 是我国截至 2009 年 11 月 27 日公布甲型 H1N1 流感全部数据和预测数据的对比，从图中可以看出，二者有很好的一致性。

4.6.3　常规流感疫情模拟预测

我们应用 SEIRS-SI 模型对常规流感疫情模拟预测进行了对比试验。根据疫情统计资料，流感潜伏期平均为 2 天，发病期平均为 7 天，免疫期平均为 73 天，根据文献 *Detecting influenza epidemics using search engine query data* (Benito and Dan, 2010)，应用 SEIRS-SI 模型及其参数化方案对美国亚特兰大州中部地区 2007~2008 年流感疫情变化进行反演，初始值如表 4-2 所示，$\sigma=15$，$d_0=118$ 天，$\kappa_{01}=\kappa_{02}=0.1345$，$\chi_1=\chi_2=1.38$。

表 4-2　美国亚特兰大州中部地区 2007~2008 年流感疫情模拟初始值

序号	名称	数值
1	总人数	1
2	潜伏期者比例	0.25%
3	发病者比例	0.84%
5	免疫者比例	8.0%
6	模拟时长	224

预测结果及对比如图 4-25 所示，其中 *Nature* 文献的平均相对误差为 0.25%、相关系数 0.96，本方法的平均相对误差为 0.10%、相关系数 0.99。

如果模型参数不变，只是预测时间增长，理论上同样能预测未来发展趋势，如图 4-26 所示，从图中可以看出，在未来 1~2 年内流感疫情将出现次高峰，只是峰值有所减小。但实际上，由于气象条件及其他环境因素的变化，感染率和季节变化因子也将发生变化，因此实际疫情预测时需要根据最近疫情发展数据反演新的 SEIRS-SI 模型参数，进行临近疫情预测。

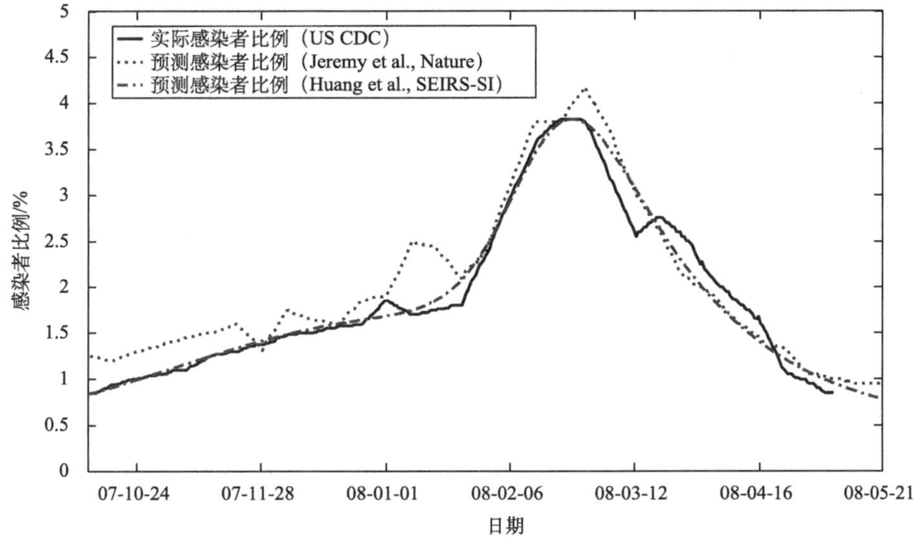

图 4-25　美国亚特兰大州中部地区 2007~2008 年流感疫情预测与对比研究

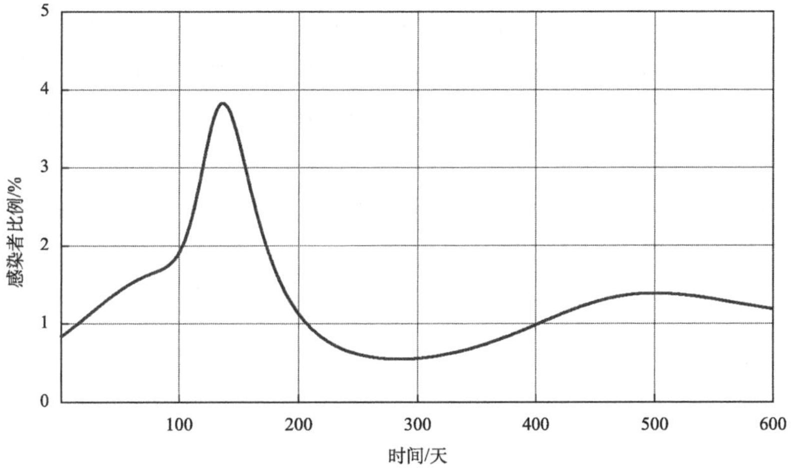

图 4-26　SEIRS-SI 模型较长时间模拟预测结果

4.6.4　SHEM 模型模拟试验

设一个狭长型城市由四个分区组成，相邻分区间相互传递系数相同，取 $\alpha=0.05$，$\beta=0.3$，则 $k=\alpha\times\beta=0.015$，不相邻分区间传递系数设为零。假设四个分区的初始易感人群均为 100 000 人，最初的病例出现在第一个分区，取传染系数 $r=1$，收治系数 $\lambda=0.95$，模拟结果如图 4-27 所示，四个区相继达到传染峰值，并最终被抑制。

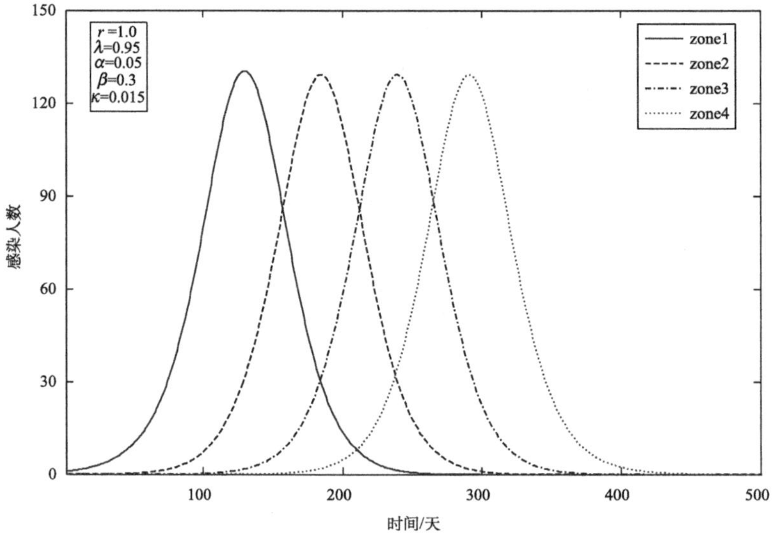

图 4-27　各分区人数相同时传染人数的时间演变趋势

如果 4 个区的人口分别取 100 000 人、200 000 人、300 000 人和 400 000 人，其他参数相同，模拟结果如图 4-28 所示，表明峰值与各区人数正比。

如果 4 个区的传递系数不同，其他参数相同，模拟结果如图 4-29 所示，表明传递系数越小，时滞越明显。

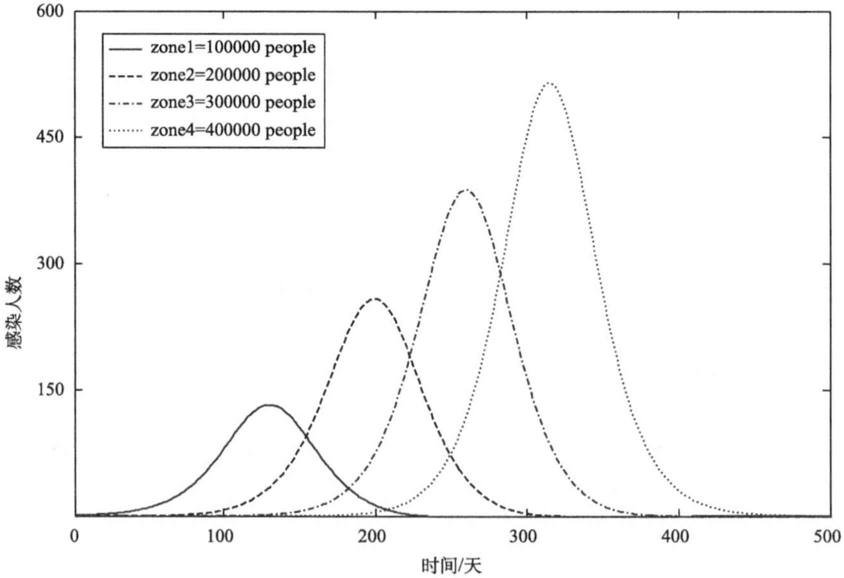

图 4-28　各分区人数不同时传染人数的时间演变趋势

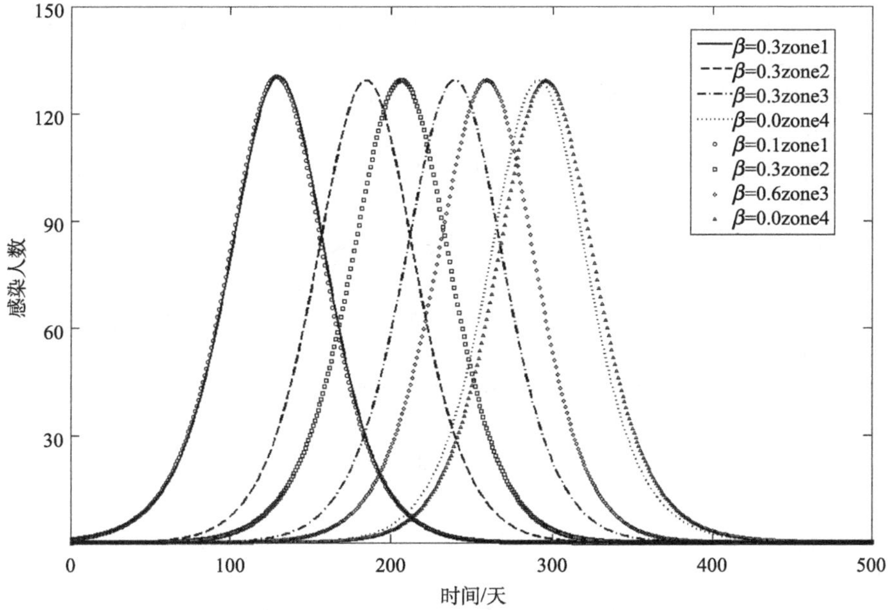

图 4-29　传递系数不同时传染人数的时间演变趋势

初始染病人数越多，则峰值越提前。移出率越大，峰值越低，出现也越滞后。当收治系数大于传染系数时，疫情将不能发展，即直接被抑制。考虑到染病人群精力较差、在家休息或隔离等原因，其在不同分区间的传递系数往往小于健康人群的传递系数，因此分区间传染病峰值的滞后将更加明显。这也为疫情的控制提供了更多的途径和更长的时间裕量。这些现象都是均质传染病模型无法反映的。

SHEM 模型旨在合理地描述这一事实，即人员上班、购物等早出晚归型流动，从宏观上并不造成人口的迁徙，但却可造成传染病的跨区扩散。疾病之所以发生空间的扩散，关键是人口的日周期流动增加了净输入分区中染病人员的数目，从而改变了疫情发展的速度。尤其是疫情初期，这种跨区扩散起到星火燎原般的效果。

这一建模思路，对于研究如跨区消费、劳务输入输出等区域经济学问题均有启发意义。

参 考 文 献

崔恒建，李仲来，杨华，等. 2003. SARS 疫情预测预报中的分段非线性回归方法. 遥感学报，7(4)：245-250

龚建华，周洁萍，徐珊，等. 2006. SARS 传播动力学模型及其多智能体模拟研究. 遥感学报，10(6)：839-835

宫鹏，徐冰，梁松. 2006. 用遥感和地理信息系统研究传染病时空分布. 中国科学(C 辑)，36(2): 184-192
韩晓娜，李承毅，方立群，等. 2005. 传染病模型在 SARS 防制中的应用. 中华流行病学杂志，26(3): 169-171
黄德生，关鹏，周宝森. 2003. Logistic 回归模型拟合 SARS 发病及流行特征. 中国公共卫生，19(6): T1-T2
黄顺祥，刘峰，关彩虹，等. 2013. 一种具有控制变量的传染病疫情预测方法. CN 103390089 A
黄顺祥，刘峰，李静，等. 2013. 一种传染病疫情优化控制方法，CN 103390091 A
黄顺祥，刘峰，石建华，等. 2010. 基于非线性、变系数预测模型的传染病疫情预测分析方法. CN 101794342 A
黄顺祥，刘峰，徐莉，等. 2011.一种具有免疫期且受季节影响的传染病疫情预测方法. CN 102222163 A
林国基，贾珣，欧阳颀. 2003. 用小世界网络模型研究 SARS 病毒的传播. 北京大学学报(医学版), 35 supp.: 66-69
刘峰，黄顺祥，周学志，等. 2014. 基于考虑空间非均匀性的传染病传播模型疫情预测方法. CN 101777092 B, 12.05
刘双，李海龙. 2006. 用差分方程模型模拟北京 2003 年 SARS 疫情. 生物数学学报, 21(1): 21-27
时培建，徐多林，水声建. 2004. SARS 传播模型及其趋势分析. 北京石油化工学院学报，12(1): 60-64
石耀霖. 2003. SARS 传播扩散的动力学随机模型. 科学通报，48(13): 1373-1377
杨华，李小文，施宏，等. 2003. SARS 沿交通线的“飞点”传播模型. 遥感学报，7(4): 251-255
Abba B G, Ruan S G, Troy D, et al. 2004. Modelling strategies for controlling SARS outbreaks. Proc R Soc Lond B, 271: 2223-2232
Benito M, Dan S. 2010. Epidemic Models with Random Coefficients. Mathematical and Computer Modelling, 52: 1004-1010
Jeremy G, Matthew H M, Rajan S P, et al. 2009. Detecting influenza epidemics using search engine query data. Nature, 457:1012-1015
Marchuk G I. 1986. Mathematical Models in environmental problems. Holland: Elsevier Science Publishers B. V.
Marchuk G I. 1994. Adjoint Equations and Analysis of Complex Systems. Dordrecht: Kluwer Academic Publishers
Rui P. 2009. asymptotic profiles of the positive Steady state for an SIS epidemic reaction–diffusion model. Part I. Journal of Differential Equations, 247: 1096-1119
Xu B, Gong P, Biging G, et al. 2004. Snail density prediction for schistosomiasis control using IKONOS and ASTER images. Photo Engr Remote Sensing, 70(11): 1285-1294
Xu B, Gong P, Seto E, et al. 2006. A spatial-temporal model for assessing the effects of inter-village connectivity in schistosomiasis transmission. AnnAAG, 96(1): 31-46
Steven R, Christophe F, Christl A, et al. 2003. Donnelly transmission dynamics of the etiological agent of SARS in Hong Kong. Impact of Public Health Interventions, 300:1961-1966

第 5 章　传染病疫情优化控制

传染病疫情优化控制是指在疫情发展动力学和医治水平约束下，寻找最佳隔离、防护、洗消等控制措施，使传染病疫情本身的损失和疫情控制成本的总代价最小。Jan 和 Alison(2009)建立了传染病疫苗分配的优化模型，基于流行病调查数据获取模型参数，应用该模型实现了传染病疫苗优化分配方案。Boberts(2004)提出了一个 Kermack-McKendrick 积分模型，实现了通过比较的方法优化对人群的隔离措施。Charles 等(2014)全面论述了疫情发展与经济代价的关系，提出了隔离措施对经济和疫情的影响，但综合考虑各种控制措施对传染病疫情优化控制动力学模型未见公开报道。因此，我们基于自然控制论(曾庆存，1996；刘峰和黄顺祥， 2011)，建立了传染病疫情优化控制模型，提出了模型参数化方案及其基于伴随原理的模型快速求解方法(Marchuk, 1986; Marchuk, 1994)。

5.1　条件及问题的提法

传染病模型可以模拟疫情发展状况，这还只是个正问题的方法；而要根据我们的需要对传染病疫情进行控制，找出最优方案，则是一个反问题。因此，在传染病疫情预测模拟的基础上，还要提出控制模型。从最优控制论的角度，传染病疫情控制模型可用简洁的形式统一表述如下：

$$\min J(X,\Psi,\cdots)$$

$$\text{s.t.}\ \frac{\partial X}{\partial t}+F(X,\Psi,\cdots)=C(\Psi,\cdots) \tag{5.1}$$

式中， $X=[x_1,x_2,...]^T$ 为状态变量(如潜伏期者比例、发病者比例等)； $\Psi=[\psi_1,\psi_2,...]^T$ 为控制变量(如隔离、防护、洗消等)。它们满足状态方程和约束条件。J 为目标函数，它是控制变量和状态变量的泛函，可以定义为控制过程的总代价，包括疫情预防代价、发病者治疗成本、死亡者社会成本等。C 代表了隔离、防护、洗消等控制措施对疫情发展进程的影响。状态变量是时间与空间的函数，因而状态方程是偏微分方程(组)。如果在空间上将疫区分为若干个独立的小区，在每个小区不考虑疫情随空间的变化，则方程(5.1)可以表示为常微分方程组形式

$$\min J(X,\Psi,\cdots)$$
$$\text{s.t.}\quad \frac{\mathrm{d}X}{\mathrm{d}t}+F(X,\Psi,\cdots)=C(\Psi,\cdots) \tag{5.2}$$

上述问题的含义为：在状态方程的约束下，求解一组控制变量取 $\Psi^{\mathrm{opt}}=[\psi_1^{\mathrm{opt}},\psi_2^{\mathrm{opt}},...]^T$，使得目标函数 J 取最小值(即经济总代价最小)，即目标函数最优化。

根据传染病的特征，通常要经历几个阶段：易感者→潜伏期者→发病者→移出者(包括治愈者或死亡者)。可以认为，移出者不被感染也不感染其他人，因此，需要控制的人群包括易感者、潜伏期者和发病者，于是状态函数的表达式可以表示为

$$\begin{aligned}&\frac{\mathrm{d}S}{\mathrm{d}t}=f_1(\Psi,S,E,I,\cdots)\\&\frac{\mathrm{dE}}{\mathrm{d}t}=f_2(\Psi,S,E,I,\cdots)\\&\frac{\mathrm{d}I}{\mathrm{d}t}=f_3(E,I,\cdots)\\&\frac{\mathrm{d}R}{\mathrm{d}t}=f_4(I,R,\cdots)\end{aligned} \tag{5.3}$$

式中，S 表示易感者比例；E 表示潜伏期者比例；I 表示发病者比例；R 表示移出者比例。传染病疫情控制总代价可分为疫情预防措施代价、发病者医治成本和死亡者等价代价等三部分，可分别表达为 $A_C(I,E,N_I,N_E,D,P,\cdots)$、$B_C(H_c,M,\cdots)$ 和 $D_C(\eta_S,M,\cdots)$。其中，I 为发病者；E 为潜伏期者；N_I 为与发病者亲密接触的人；N_E 为与潜伏期者亲密接触的人；D 表示洗消成本；P 表示防护成本；H_c 为发病者治疗费用；M 为发病者总人数；η_S 为死亡者社会代价，则疫情控制的目标函数可表达为

$$J=A_C(I,E,N_I,N_E,D,P,\cdots)+B_C(H_c,M,\cdots)+D_C(\eta_S,M,\cdots) \tag{5.4}$$

控制目标为

$$\min J=\min[A_C(I,E,N_I,N_E,D,P,\cdots)+B_C(H_c,M,\cdots)+D_C(\eta_S,M,\cdots)]$$

潜伏期者、发病者与隔离率、洗消措施和防护措施随时间的关系由疫情发展的状态函数确定，而初始条件和传染病参数由疫情监测确定，状态方程的部分参数由疫情实际统计数据反演获得。

5.2 解决方法

应用疫情监测，获取疫情预测和控制提供基础数据。基于世界卫生组织、卫生部及国家 CDC 等传染病常规报告系统和哨点监测系统，获得了应用于传染病疫情发展与控制措施的基础数据。这些基础数据主要有潜伏期、发病期、疫情发展的历史统计数据，以及人员隔离状况、人员防护状况、被染场地洗消情况、流动人口等。

基于疫情监测确定的基本参数和疫情发展的历史统计数据，应用龙格-库塔(Runge-Kutta)方法求解传染病疫情发展的状态方程，同时反演状态方程中感染率、季节影响系数、控制效率等参数。

传染病模型控制函数由初始控制率、目标控制率、控制措施生效时间、控制效率等参数确定，其中防控措施包括隔离、防护、洗消等。疫情预测根据疫情监测提供的基础数据，获取初始控制率的值，设定目标控制率、控制措施生效时间、控制效率等参数的初值，应用疫情预测中的状态方程得出疫情预测结果，由疫情预测结果即计算得到对应的控制代价和治疗成本。应用伴随方法，高效、快速地求解使治疗成本与控制代价之和最小时的疫情控制方案，即为最优控制方案。伴随原理算法求解传染病疫情优化控制方案的一般提法理论推导如下。

需要求解的优化控制问题可以表示为

$$\begin{aligned} &\min J = J(\Psi, S, E, I, ...) \\ &\text{s.t.}\quad \frac{\mathrm{d}S}{\mathrm{d}t} = f_1(\Psi, S, E, I, \cdots) \\ &\qquad \frac{\mathrm{d}E}{\mathrm{d}t} = f_2(\Psi, S, E, I, \cdots) \\ &\qquad \frac{\mathrm{d}I}{\mathrm{d}t} = f_3(E, I, \cdots) \\ &\qquad \frac{\mathrm{d}R}{\mathrm{d}t} = f_4(I, R, \cdots) \end{aligned} \tag{5.5}$$

该问题是在状态方程约束条件下的最优化问题。为了能够高效率的求解，可通过计算目标函数 J 关于控制变量 Ψ 的梯度(导数排列得到的向量)，利用梯度信息可以快速迭代寻找最优控制解。

为计算导数，建立 Lagrange 函数

$$\begin{aligned} L(\Psi, S, S^*, E, E^*, I, I^*, R, R^*, \cdots) &= J(\Psi, S, E, I, \cdots) \\ &+ \int_{t_1}^{t_2} S^* \left(\frac{\mathrm{d}S}{\mathrm{d}t} - f_1(\Psi, S, E, I, \cdots) \right) \mathrm{d}t \end{aligned}$$

$$
\begin{aligned}
&+\int_{t_1}^{t_2} E^*\left(\frac{\mathrm{d}E}{\mathrm{d}t}-f_2(\Psi,S,E,I,\cdots)\right)\mathrm{d}t \\
&+\int_{t_1}^{t_2} I^*\left(\frac{\mathrm{d}I}{\mathrm{d}t}-f_3(E,I,R,\cdots)\right)\mathrm{d}t \\
&+\int_{t_1}^{t_2} R^*\left(\frac{\mathrm{d}R}{\mathrm{d}t}-f_4(I,R,\cdots)\right)\mathrm{d}t
\end{aligned}
\tag{5.6}
$$

式中，S^*,E^*,I^*,R^* 分别为 S,E,I,R 的伴随变量；(t_1,t_2) 为实施控制的时段。

这里把 S^*、E^*、I^*、R^* 和 S、E、I、R 和 Ψ 看作独立的变量，如果 S、E、I、R 和 Ψ 是目标函数 J 的局部极小，而 S^*、E^*、I^*、R^* 是相应的伴随变量的必要条件是（S^*、E^*、I^*、R^*，S、E、I、R，Ψ）为 L 的一个鞍点，从而由 $\frac{\partial L}{\partial S}=0$，$\frac{\partial L}{\partial E}=0$，$\frac{\partial L}{\partial I}=0$，$\frac{\partial L}{\partial R}=0$，导出伴随变量满足的方程

$$
\begin{aligned}
\frac{\mathrm{d}S^*}{\mathrm{d}t}&=-\left[\frac{\partial f_1(\Psi,S,E,I,\cdots)}{\partial S}\right]^T S^*+\frac{\partial J(\Psi,S,E,I,\cdots)}{\partial S} \\
\frac{\mathrm{d}E^*}{\mathrm{d}t}&=-\left[\frac{\partial f_2(\Psi,S,E,I,\cdots)}{\partial E}\right]^T E^*+\frac{\partial J(\Psi,S,E,I,\cdots)}{\partial E} \\
\frac{\mathrm{d}I^*}{\mathrm{d}t}&=-\left[\frac{\partial f_3(\Psi,E,I,R,\cdots)}{\partial I}\right]^T I^*+\frac{\partial J(\Psi,S,E,I,\cdots)}{\partial I} \\
\frac{\mathrm{d}R^*}{\mathrm{d}t}&=-\left[\frac{\partial f_4(\Psi,I,R,\cdots)}{\partial R}\right]^T R^*+\frac{\partial J(\Psi,S,E,I,\cdots)}{\partial R}
\end{aligned}
\tag{5.7}
$$

当状态方程(5.3)和伴随方程(5.7)都满足时，目标函数关于控制变量的导数等于 Lagrange 函数关于控制变量的导数

$$
\frac{\partial L}{\partial \Psi}=\frac{\partial J(\Psi,S,E,I,\cdots)}{\partial \Psi}-S^*\frac{\partial f_1}{\partial \Psi}-E^*\frac{\partial f_2}{\partial \Psi}-I^*\frac{\partial f_3}{\partial \Psi}-R^*\frac{\partial f_4}{\partial \Psi}
\tag{5.8}
$$

上述优化问题求解算法流程如下：

(1) 求解状态方程(5.3)；

(2) 求解伴随方程(5.7)；

(3) 利用式(5.8)计算目标函数的导数，并将之排列得到梯度向量 $\vec{g}$；

(4) 利用梯度调整控制变量，使目标函数的值下降；

(5) 检验 $\|\vec{g}\|\leqslant \varepsilon$ 是否成立？其中，ε 为预设的正数，用于判断优化过程的收敛性。如果满足，则停止计算；否则返回式(5.1)。

5.3　传染病疫情优化控制模型

基于上述原理，我们建立了传染病疫情优化控制模型(infectious disease optimal control model，DOCM)。传染病防控代价可分为疫情预防代价(包括隔离、防护、洗消和对流动人口进行控制的代价等)、发病者医治成本和死亡者社会代价三部分。显然预防措施严格可以减小发病者医治成本和死亡者社会代价，但同时预防成本也会相应的增加。这里提到的优化控制是指采取恰当的预防措施使疫情预防代价、发病者医治成本和死亡者社会代价三者之和最小。为了求出定量化的疫情控制措施，须首先建立定量化的疫情控制目标函数。

5.3.1　疫情预防代价函数

$$A_c(I,E,N_I,N_E,D,P,O_k)=\sum_{i=1}^{N_1}\lambda_I N_{I,i} I_i C_{I,i} t_{I,i}+\sum_{i=1}^{N_2}\lambda_E N_{E,i} E_i C_{E,i} t_{E,i}+\sum_{i=1}^{N_3} r_{d,i} D_i S_i t_{D,i}+\sum_{i=1}^{N_4} r_{p,i} P_i N_S t_{p,i}+\sum_{i=1}^{K} O_k \tag{5.9}$$

式中，I_i为第i个区域内发病者人数；$N_{I,i}$为第i个区域内每个发病者平均亲密接触的人数，$1\leqslant i\leqslant N_1$，$N_1$为大于等于 1 的正整数；$C_{I,i}$ 为发病者亲密接触的隔离代价系数；λ_I为发病者的亲密接触者隔离率；$t_{I,i}$为第i个区域的发病者亲密接触者的隔离时间；E_i为第i个区域内潜伏期者人数；$N_{E,i}$为第i个区域内每个潜伏期者平均亲密接触的人数；$1\leqslant i\leqslant N_2$，$N_2$为大于等于 1 的正整数；$C_{E,i}$ 为潜伏期者亲密接触的隔离代价系数；λ_E 为潜伏期者的亲密接触者隔离率；$t_{E,i}$为第i个区域的潜伏期者亲密接触者的隔离时间；D_i表示第i个区域单位面积的洗消成本，$1\leqslant i\leqslant N_3$，$N_3$为大于等于 1 的正整数；$S_i$为第$i$个区域被沾染面积；$r_{d,i}$为第$i$个区域被沾染面积洗消的比例；$P_i$表示第$i$个区域个人防护的成本，$1\leqslant i\leqslant N_4$，$N_4$为大于等于 1 的正整数；$N_s$为第$i$个区域的人数；$r_{p,i}$为第$i$个区域人员防护的比例；$O_k$ 指除前面 4 种行动代价之外的应急费用，$1\leqslant i\leqslant K$，K为大于等于 1 的正整数，如控制流动人口付出的代价、疫苗研制、生产和使用费用。$A_c(I,E,N_I,N_E,D,P,O_k)$为疫情控制代价。

5.3.2　发病者医治成本函数

$$B_C(H_c, M_I) = \sum_{i=1}^{M} M_{I,i} H_{c,i} \tag{5.10}$$

式中，$M_{I,i}$ 为到 t 时刻第 i 个区域发病者总人数，$1 \leqslant i \leqslant M$，$M$ 为大于等于 1 的正整数；$H_{c,i}$ 为每个感染者的平均治疗费用；$B_C(H_{c,i}, M_I)$ 感染者医治成本。

5.3.3　死亡者社会代价函数

$$D_C(\eta_S, M_I) = \sum_{i=1}^{N} \eta_{S,i} [\mathrm{int}(\Gamma_i M_{I,i})]^{\alpha_i} \tag{5.11}$$

式中，$\eta_{S,i}$ 为第 i 个区域社会代价系数，可以通过层次分析法获取，$1 \leqslant i \leqslant N$，$N$ 为大于等于 1 的正整数；Γ_i 为第 i 个区域感染者平均死亡率；$\mathrm{int}(\Gamma_i M_{I,i})$ 为第 i 个区域死亡人数；α_i 为第 i 个区域死亡代价指数 $\alpha_i \geqslant 1$。

5.3.4　总代价函数

传染病疫情控制的目标函数 J 为

$$J = A_C(I, E, N_I, N_E, D, P, O_k) + B_C(H_c, M_I) + D_C(\eta_S, M_I) \tag{5.12}$$

疫情控制的目标函数 J 最小，即

$$\min J = \min[A_C(N_I, N_E, D, P, O_k) + B_C(H_c, M_I) + D_C(\eta_S, M_I)] \tag{5.13}$$

潜伏期者（E）、发病者（I）与隔离率（λ_I 和 λ_E）、洗消比例（r_d）和防护比例（r_p）随时间的关系由传染病疫情预测与控制模型确定。

在疫情防控实际工作中，至少需要对以上 12 个变量进行控制，即使每个控制变量取 10 组值，则控制方案总数为 10^{12}，每次求解过程需要时间 1s 左右，这样如果采用常规的穷举法求解最优防控方案需要 4 万多年才能完成，显然这是没有实际意义的。数据试验表明，若用遗传算法求解较优解需要 10h 左右。为了解决这一难题，研究了基于伴随原理的优化控制模型求解方法，该方法具有两个明显的优点：①可以求出最优解；②求解耗时短，在 PC 机和笔记本电脑对本问题的求解约需 1min。

5.4　优化控制求解方法

如果把疫情控制区域看成一个整体，并设对流动人口控制代价参数为 C_P，τ_{cp} 表示流动人口控制时间，S_D 表示洗消面积，τ_d 为洗消时间，τ_p 为洗消时间，则控制目标函数的具体表达式为

$$J=\lambda_I N_I I C_I t_I+\lambda_E N_E E C_E t_E+r_d D S_d \tau_d+r_p P N_S \tau_p+C_P \tau_{cp}+M_I H_c+\eta_S[\mathrm{int}(\Gamma M_I]^{\alpha} \tag{5.14}$$

式(5.13)的约束条件为

$$\left(\left|\frac{\mathrm{d}E}{\mathrm{d}t}\right|+\left|\frac{\mathrm{d}I}{\mathrm{d}t}\right|\right)_{t=t_{\max}} \leqslant \varepsilon \tag{5.15}$$

式中，$t_{\max}$ 为疫情控制的最终时间；ε 为已足够小的正数。

需要求解的优化控制问题可以表示为

$$\min J=J(\Psi,E,I)$$

$$\begin{aligned}
\text{s.t.}\quad & \frac{\mathrm{d}S}{\mathrm{d}t}=-k(1-\gamma)(1-\lambda_I)SI-k(1-\gamma)(1-\lambda_E)SE-\alpha S+\alpha \\
& \frac{\mathrm{d}E}{\mathrm{d}t}=k(1-\gamma)(1-\lambda_I)SI+k(1-\gamma)(1-\lambda_E)SE-\frac{E}{D_1}-\alpha E \\
& \frac{\mathrm{d}I}{\mathrm{d}t}=\frac{E}{D_1}-\frac{I}{D_2} \\
& \frac{\mathrm{d}R}{\mathrm{d}t}=\frac{I}{D_2}-\alpha R
\end{aligned} \tag{5.16}$$

其中，

$$\Psi=[\lambda_{aE},t_{eE},\lambda_{aI},t_{eI},r_{da},t_d,r_{dp},t_p]$$

$$\lambda_E(t)=\frac{\lambda_{aE}-\lambda_{0E}}{\pi}\{\frac{\pi}{2}+\arctan[\nu_E(t-t_{eE})]\}+\lambda_{0E}$$

$$\lambda_I(t)=\frac{\lambda_{aI}-\lambda_{0I}}{\pi}\{\frac{\pi}{2}+\arctan[\nu_I(t-t_{eI})]\}+\lambda_{0I}$$

$$\gamma(t)=\mu_d r_d(t)+\mu_p r_p(t)-\mu_d\mu_p r_d(t)r_p(t)$$

$$r_d(t)=\frac{r_{da}-r_{d0}}{\pi}\{\frac{\pi}{2}+\arctan[\nu_d(t-t_d)]\}+r_{d0}$$

$$r_p(t)=\frac{r_{pa}-r_{p0}}{\pi}\{\frac{\pi}{2}+\arctan[\nu_p(t-t_p)]\}+r_{p0}$$

同样，该问题是在状态方程约束条件下的最优化问题。为计算导数，建立疫情控制的 Lagrange 函数

$$\begin{aligned}
L(\Psi,S,S^*,E,E^*,I,I^*,R,R^*)&=J(\Psi,E,I)\\
&+\int_{t_1}^{t_2}S^*[\frac{\mathrm{d}S}{\mathrm{d}t}+k(1-\gamma)(1-\lambda_I)SI+k(1-\gamma)(1-\lambda_E)SE+\alpha S-\alpha)]\mathrm{d}t\\
&+\int_{t_1}^{t_2}E^*[\frac{\mathrm{d}E}{\mathrm{d}t}-k(1-\gamma)(1-\lambda_I)SI-k(1-\gamma)(1-\lambda_E)SE+\frac{E}{D_1}+\alpha E]\mathrm{d}t
\end{aligned}$$

$$+\int_{t_1}^{t_2} I^*(\frac{\mathrm{d}I}{\mathrm{d}t}-\frac{E}{D_1}+\frac{I}{D_2})\mathrm{d}t$$

$$+\int_{t_1}^{t_2} R^*(\frac{\mathrm{d}R}{\mathrm{d}t}-\frac{I}{D_2}+\alpha R)\mathrm{d}t \tag{5.17}$$

这里把 S^*、E^*、I^*、R^*，S、E、I、R 和 Ψ 看成独立的变量，如果 S、E、I、R 和 Ψ 是目标函数 J 的局部极小，而 S^*、E^*、I^*、R^* 是相应的伴随变量的必要条件是（S^*、E^*、I^*、R^*，S、E、I、R，Ψ）为 L 的一个鞍点，从而由 $\frac{\partial L}{\partial S}=0$，$\frac{\partial L}{\partial E}=0$，$\frac{\partial L}{\partial I}=0$，$\frac{\partial L}{\partial R}=0$，导出伴随变量满足的方程

$$\frac{\mathrm{d}S^*}{\mathrm{d}t}=k(1-\gamma)[(1-\lambda_I)I+(1-\lambda_E)E](S^*-E^*)+\alpha S^*$$

$$\frac{\mathrm{d}E^*}{\mathrm{d}t}=k(1-\gamma)(1-\lambda_E)S(S^*-E^*)+\frac{1}{D_E}(E^*-I^*)+\alpha E^*+\lambda_E N_E C_E t_E$$

$$\frac{\mathrm{d}I^*}{\mathrm{d}t}=k(1-\gamma)(1-\lambda_I)S(S^*-E^*)+\frac{1}{D_I}(I^*-R^*)+\lambda_I N_I C_I t_I$$

$$\frac{\mathrm{d}R^*}{\mathrm{d}t}=\alpha R^* \tag{5.18}$$

当状态方程(5.3)和伴随方程(5.6)都满足时，目标函数关于控制变量的导数等于 Lagrange 函数关于控制变量的导数

$$\frac{\partial L}{\partial \Psi}=\frac{\partial J(\Psi,S,E,I)}{\partial \Psi}-S^*\frac{\partial f_1}{\partial \Psi}-E^*\frac{\partial f_2}{\partial \Psi} \tag{5.19}$$

$\Psi=[\lambda_{aE},t_{eE},\lambda_{aI},t_{eI},r_{da},t_d,r_{dp},t_p]$，具体推导如下：

$$\frac{\partial L}{\partial \lambda_{aE}}=\frac{\partial J(\lambda_{aE},S,E)}{\partial \lambda_{aE}}-S^*\frac{\partial f_1}{\partial \lambda_{aE}}-E^*\frac{\partial f_2}{\partial \lambda_{aE}}$$

$$=\frac{1}{\pi}[N_E E C_E t_E-S^*k(1-\gamma)SE+E^*k(1-\gamma)SE]\{\frac{\pi}{2}+\arctan[\nu_E(t-t_{eE})]\}$$

$$\frac{\partial L}{\partial t_{eE}}=\frac{\partial J(t_{eE},S,E)}{\partial t_{eE}}-S^*\frac{\partial f_1}{\partial t_{eE}}-E^*\frac{\partial f_2}{\partial t_{eE}}$$

$$=-\frac{\nu_E(\lambda_{aE}-\lambda_{0E})}{\pi[1+\nu_E^2(t-t_{eE})^2]}[N_E E C_E t_E-S^*k(1-\gamma)SE+E^*k(1-\gamma)SE]$$

$$\frac{\partial L}{\partial \lambda_{aI}}=\frac{\partial J(\lambda_{aI},S,I)}{\partial \lambda_{aI}}-S^*\frac{\partial f_1}{\partial \lambda_{aI}}-E^*\frac{\partial f_2}{\partial \lambda_{aI}}$$

$$=\frac{1}{\pi}[N_I I C_I t_I-S^*k(1-\gamma)SI+E^*k(1-\gamma)SI]\{\frac{\pi}{2}+\arctan[\nu_I(t-t_{eI})]\}$$

$$\frac{\partial L}{\partial t_{eI}}=\frac{\partial J(t_{eI},S,I)}{\partial t_{eI}}-S^*\frac{\partial f_1}{\partial t_{eI}}-E^*\frac{\partial f_2}{\partial t_{eI}}$$

$$=-\frac{\nu_I(\lambda_{aI}-\lambda_{0I})}{\pi[1+\nu_I^2(t-t_{eI})^2]}[N_I I C_I t_I-S^*k(1-\gamma)SI+E^*k(1-\gamma)SI]$$

$$\frac{\partial L}{\partial r_{da}}=\frac{\partial J(r_{da},S,E,I)}{\partial r_{da}}-S^*\frac{\partial f_1}{\partial r_{da}}-E^*\frac{\partial f_2}{\partial r_{da}}$$

$$=\frac{1}{\pi}\{DS_D\tau_d+(E^*-S^*)k\mu_d S(1-\mu_p r_p)[I(1-\lambda_I)+E(1-\lambda_E)]\}\{\frac{\pi}{2}+\arctan[\nu_d(t-t_d)]\}$$

$$\frac{\partial L}{\partial t_d}=\frac{\partial J(t_d,S,E,I)}{\partial t_d}-S^*\frac{\partial f_1}{\partial t_d}-E^*\frac{\partial f_2}{\partial t_d}$$

$$=\frac{-(r_{da}-r_{d0})\nu_d}{\pi[1+\nu_d^2(t-t_d)^2]}\{DS_D\tau_d+(E^*-S^*)k\mu_d S(1-\mu_p r_p)[I(1-\lambda_I)+E(1-\lambda_E)]\}$$

$$\frac{\partial L}{\partial r_{pa}}=\frac{\partial J(r_{pa},S,E,I)}{\partial r_{pa}}-S^*\frac{\partial f_1}{\partial r_{pa}}-E^*\frac{\partial f_2}{\partial r_{pa}}$$

$$=\frac{1}{\pi}\{PN_S\tau_p+(E^*-S^*)k\mu_p S(1-\mu_d r_d)[I(1-\lambda_I)+E(1-\lambda_E)]\}\{\frac{\pi}{2}+\arctan[\nu_p(t-t_p)]\}$$

$$\frac{\partial L}{\partial t_p}=\frac{\partial J(t_p,S,E,I)}{\partial t_p}-S^*\frac{\partial f_1}{\partial t_p}-E^*\frac{\partial f_2}{\partial t_p}$$

$$=\frac{-(r_{pa}-r_{p0})\nu_p}{\pi[1+\nu_p^2(t-t_p)^2]}\{PN_S\tau_p+(E^*-S^*)k\mu_p S(1-\mu_d r_d)[I(1-\lambda_I)+E(1-\lambda_E)]\} \quad (5.20)$$

上述优化问题求解算法流程如下：

(1) 求解状态方程(4.43)；

(2) 求解伴随方程(5.18)；

(3) 利用式(5.19)计算目标函数的导数，并将之排列得到梯度向量 $\vec{g}$；

(4) 利用梯度调整控制变量，使目标函数的值下降；

(5) 检验 $\|\vec{g}\|\leqslant\varepsilon$ 是否成立？其中，ε 为预设的正数，用于判断优化过程的收敛性。如果满足，则停止计算；否则返回式(5.16)。

5.5 传染病疫情优化控制模拟事例

针对 2003 年北京地区 SARS 防控进行实例模拟。首先，建立目标函数。建立目标函数如下：

$$J = \lambda_I N_I I C_I t_I + \lambda_E N_E E C_E t_E + \int_0^t r_d D S_d \mathrm{d}t + r_p P N_S + M_I H_c + \eta_S [\mathrm{int}(\gamma M_I]^{\alpha} \quad (5.20)$$

式中，I 为发病者；N_I 为每个发病者平均亲密接触的人数，设 $N_I = 6$；C_I 为发病者亲密接触的隔离代价系数，设 $C_I = 90$ 元/天；λ_I 为发病者的亲密接触者隔离率；t_I 为与发病者亲密接触者的隔离时间，调查表明 $t_I = 15$ 天；E 为潜伏期者人数，N_E 为每个潜伏期者平均亲密接触的人数，设 $N_E = 6$；C_E 为潜伏期者亲密接触的隔离代价系数，设 $C_E = 90$ 元/天；λ_E 为潜伏期者的亲密接触者隔离率；t_E 为潜伏期者亲密接触者的隔离时间，调查表明 $t_E = 15$ 天；D 表示单位面积的洗消成本，取 $D = 0.2$ 元/平方米；S_D 为被沾染面积，取 $S_D = 497\ \mathrm{km}^2$；r_d 为被沾染面积洗消的比例，取 P 表示个人防护的成本，2 元/(人・天)；N_s 为总人数；r_p 为人员防护的比例；H_c 为每个感染者的平均治疗费用，取 $H_c = 20\,000$ 元；η_S 为人身伤害标准，μ_S 为社会代价系数，根据《中国经济快讯》文献(文钊，2003)和《重庆与世界》(邹光祥，2003)报道的数据，通过反演可估算 μ_S=451.4，北京市 2003 年取 $\eta_S = 480\,000$ 元/人；χ 为感染者平均死亡率，$\gamma = 0.06$；α 为死亡代价指数，取 $\alpha = 0.9$。

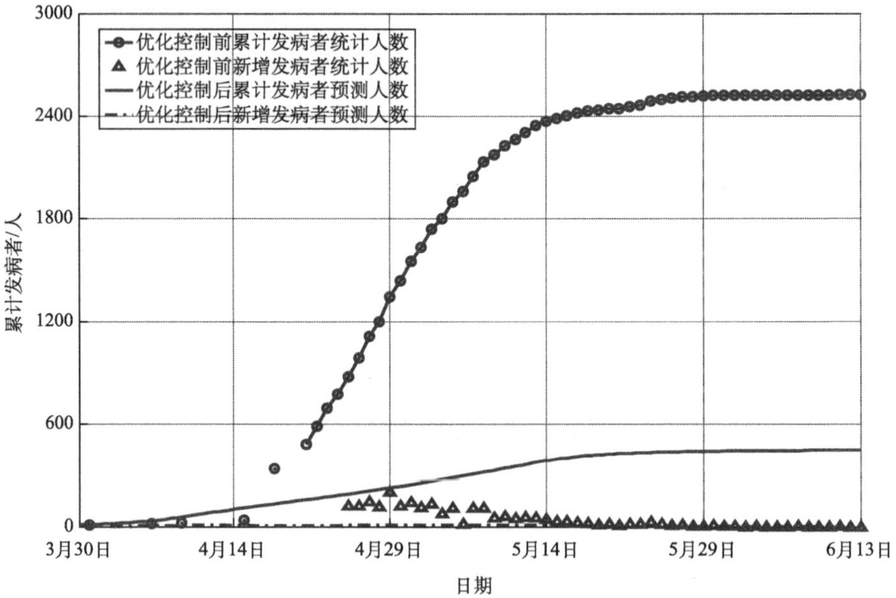

图 5-1　优化控制前后传染病累积发病人数统计对比

优化前后对比：优化前控制代价为 2.26×10^{10} 元，优化后控制代价为 1.16×10^{9} 元，控制代价减少到原来的 5%，节省资金约 200 亿元，传染病累积发病人数减少 5 倍左右。优化前后累积发病人数对比分别如图 5-1 所示。优化前后的控制参数对比和各种代价对比分别如表 5-1 和表 5-2 所示。在优化控制前的实际疫情发展中总代价超过了 200 亿元，其中社会代价和洗消成本为主要代价，而优化控制后的总代价仅 10 亿余元，约为原来的 5%，除了防护代价有所增加外，其余代价和损失均有不同程度的减少，尤其是社会代价和洗消成本大幅下降，累计发病人数也由原来的 2473 人下降到 449 人。

表 5-1　优化控制前后控制参数值变化对比

参数	τ_{Ie}	λ_{Ia}	τ_{Ee}	λ_{Ea}	r_{da}	τ_d	r_{pa}	τ_p
优化前	37.0	0.9966	43.5	0.9024	0.8011	27.1	0.481	32.4
优化后	53.7	0.5939	10.4	0.9973	0.9653	14.5	0.104	26.6

表 5-2　优化控制前后各代价对比

代 价	发病者隔离代价	潜伏者隔离代价	洗消代价	防护代价	医疗代价	社会代价
优化前	8.79×10^8	5.07×10^8	4.11×10^9	5.98×10^8	5.00×10^7	1.99×10^{10}
优化后	5.84×10^7	3.17×10^7	5.95×10^9	2.54×10^8	4.04×10^6	2.19×10^9

参 考 文 献

刘峰, 黄顺祥. 2011. 大气环境风险控制的优化理论与应用. 北京: 气象出版社

文钊. 2003. “非典”预计使中国损失 2100 亿. 中国经济快讯, 17:33

曾庆存. 1996.自然控制论.气候与环境研究, 1(1):11-20

邹光祥. 2003. 亚行报告:SARS 使中国损失 500 亿. 重庆与世界, Z1:67

Anastassakis G,Ritchings T, Panayiotopoulos T. 2001. Multi-agent systems as intelligent virtual environments. Baader F, Brewka G, Eiter T. Lecture Notes in Computer Science, LNAI 2174. Berlin Heidelberg:Springer Verlag

Charles P, Carlos C C, Gerardo C, et al. 2014. Merging economics and epidemiology to improve the prediction and management of infectious disease. EcoHealth, DOI: 10.1007/s10393-014-0963-6

Jan M, Alison P G. 2009. Optimizing influenza vaccine distribution. Science, 325:1075-1078

Liang S, Maszle D, Spear R C. 2002. A Quantitative framework for a multi-group model of Schistosomiasis japonicum transmission dynamics and control in Sichuan, China. Acta Tropica, 82: 263-277

Marchuk G I. 1986. Mathematical models in environmental problems. Holland: Elsevier Science

Publishers B. V.

Marchuk G I. 1994. Adjoint equations and analysis of complex systems. Dordrecht: Kluwer Academic Publishers

Roberts M G. 2004. Modelling strategies for minimizing the impact of an imported exotic infection. Proc R Soc Lond B, 271: 2411-2415

Roger D J, Randolph SE. 2003. Studying the global distribution of infectious diseases using GIS and RS. Nature Reviews: Microbiology, 1: 231-237